EMBAUMEMENT

OUVRAGES DU MÊME AUTEUR

De l'assainissement des eaux vannes (en collaboration avec M. L. Krafft). Mémoire couronné par la Société nationale d'encouragement.

De l'assainissement des amphithéâtres d'anatomie. Mémoire approuvé par le Conseil de salubrité, la Faculté de médecine, les Hôpitaux de Paris, et couronné par l'Académie des sciences.

De l'embaumement. Seul mémoire approuvé par l'Académie de médecine dans le concours des embaumements.

D'une circulation du sang dérivative dans les membres et dans la tête chez l'homme. Mémoire approuvé par l'Académie de médecine et couronné par l'Académie des sciences.

De l'assainissement des décès et des convois funèbres de la Ville de Paris.

RECHERCHES SUR LE REIN

D'UNE CIRCULATION DU SANG SPÉCIALE AU REIN DES VERTÉBRÉS MAMMIFÈRES ET DE LA SÉCRÉTION DES URINES QU'ELLE Y PRODUIT; COMMENTAIRE SUR LA STRUCTURE MICROSCOPIQUE DU REIN, A L'OCCASION D'UN MÉMOIRE DE M. GROS SUR CE SUJET.

PARIS. — IMPRIMERIE DE E. MARTINET, RUE MIGNON, 2.

DE

L'EMBAUMEMENT

CHEZ LES ANCIENS ET CHEZ LES MODERNES

ET DES

CONSERVATIONS POUR L'ÉTUDE DE L'ANATOMIE

PAR

J. P. SUCQUET

Docteur en médecine,
Ancien préparateur d'anatomie au Musée de l'École de médecine de Paris,
Lauréat de l'Académie des sciences,
Chevalier de la Légion d'honneur.

PARIS

ADRIEN DELAHAYE, LIBRAIRE-ÉDITEUR

PLACE DE L'ÉCOLE-DE-MÉDECINE

1872

AVANT-PROPOS

Je publie pour la première fois aujourd'hui
toutes mes recherches sur l'embaumement. La
pratique de cet art délicat des embaumements
s'affaiblit et s'égare en se vulgarisant. Cette
publication lui donnera peut-être les moyens et
les sentiments qui doivent la guider. Je le désire
sans l'espérer beaucoup cependant.

L'embaumement moderne est encore une opération à peu près inconnue. On ignore même les
conditions que doit réunir un opérateur. Qui songe
à lui demander une instruction anatomique avan-

cée? Pourtant, dans les cas de mort par armes à
feu ou par suite de duel à arme blanche, l'embaumement n'est possible que par des injections partielles qui forceront à découvrir les artères les plus
variées. Qui pense à vouloir que l'opérateur possède une éducation cultivée? Cependant il sera
introduit dans la société la plus élevée où par ses
manières et par son langage il devra tenir honora-
blement sa place.

Malgré ce livre, l'embaumement vaudra donc,
trop souvent encore, ce que vaudront les opérateurs.

Juillet 1872.

DE

L'EMBAUMEMENT

CHEZ LES ANCIENS ET CHEZ LES MODERNES

DE L'EMBAUMEMENT ÉGYPTIEN

La pratique des embaumements date des premiers temps historiques de l'humanité. Elle remonte à cet ancien empire d'Égypte dont les dynasties, regardées longtemps comme fabuleuses, ont été rendues à la science de nos jours par les inscriptions de Giseh et de Saqqârah. Six mille ans se sont écoulés, depuis que la main des hommes grava les premiers caractères hiératiques du grand hypogée de Memphis.

En effet, Nectanébo II fut vaincu à Péluse, à Bubastis et à Memphis par Artaxercès III, 340 ans avant Jésus-Christ. Avec lui finit la trentième et la dernière dynastie nationale des Pharaons. La vingt-deuxième nous conduit 630 ans plus loin, au temps du roi Jéroboam de Juda. Le Sésac de la Bible est le Pharaon Schescond; Sésostris ou Rhamsès II remonte à cinq siècles plus loin encore, vers l'Exode d'Israël environ. Amosis, le restaurateur de l'Empire, recule l'histoire de trois siècles encore, vers les temps où Joseph gagnait à Tanis les faveurs d'un des rois conquérants, pasteur et sémite comme lui. Au delà se trouvent encore les quatre siècles de l'occupation de l'Égypte par les Hycsos, et enfin, au delà, les 3300 ans du moyen et de l'ancien Empire qui commencèrent à creuser les tombes de Saqqàrah. Les embaumements qu'elles renferment durent autant que l'histoire des hommes.

Quelle fut, dans cet antique pays, la cause de l'art des embaumements? Cette question souvent débattue reste encore indécise. Fut-il, comme on l'a dit, un témoignage de l'union des familles égyptiennes, union exemplaire, à l'encontre de toute l'antiquité? Aurait-il été, comme on l'assure, une mesure d'hygiène publique? Doit-il être rattaché plutôt aux dogmes religieux? Je le crois.

Au milieu de nos sociétés modernes, si compliquées, nous avons de la peine à reconstruire par la pensée l'état de ces premières colonies humaines, conduites par des colléges de prêtres, possesseurs discrets des premières recettes empiriques nécessaires à la vie des populations.

La théocratie égyptienne, moins politique et plus humaine que la théocratie indienne dont elle fut, sans doute, une émanation, assit son crédit, non-seulement sur les services matériels qu'elle rendait, mais encore sur un spiritualisme très-élevé. L'ordre qu'elle institua sur les bords du Nil avait été réglé, comme l'ordre de tout l'univers, par la divinité créatrice du ciel et de la terre. Ce qui était, avait été et devait être sans retour. Dans cet enchaînement d'idées, l'embaumement formait le symbole matérialisé de cette immuabilité, même au delà de la vie, même dans la mort. Après les expiations de l'Amenthes, l'âme, sous la figure de l'épervier à tête humaine, retournait vers le corps embaumé, pour s'unir à lui de nouveau et pour entrer avec lui dans la lumière divine. Ces doctrines assurèrent pour de longs siècles l'immobilité des institutions de l'Égypte, et quand elles disparurent enfin sous l'édit de Théodose, la vie nationale de ce pays disparut avec elles. Désormais et pour la première fois, l'Égypte appartiendra sans réserve à ses conquérants.

Comment s'établirent les procédés de l'embaument? Et d'abord, la colonie égyptienne, venue du bord oriental de la mer Rouge, apportait-elle la formule de cet art? Je ne le crois pas. L'embaumement fut un produit original de l'Égypte, et la nature y fit pour lui plus que les hommes. C'est en l'imitant de son mieux que l'art put se substituer à elle.

Lorsque, de nos jours, un voyageur trouve la mort dans les sables de l'ancienne Libye, son corps, desséché par un vent brûlant, recouvert par des nuages de poussière ardente, peut être momifié sans aucune intervention de l'homme. Il en fut toujours ainsi au milieu des sables arabiques et libyques, dans lesquels le Nil a formé, le long de son cours, la longue oasis de l'Égypte.

Ce fait naturel fut le point de départ de l'embaumement. On trouve, à l'extrémité de la plaine de Saqqàrah, près du bourg de Manof, des couches de momies qui reposent sur des lits de charbon et qui, sans apprêts extérieurs, dorment sous des nattes recouvertes de six pieds de sable. L'art, encore dans l'enfance, n'ajoutait alors aux influences naturelles, qu'un charbon absorbant et désinfectant. Ce n'était pas un procédé, même pour l'Égypte. Sans doute, le climat de ce pays, le tempérament sec de la race sémitique autochthone, rendaient la momification de ses dépouilles plus facile, mais les premiers opérateurs rencontrèrent bientôt des sujets d'une constitution plus humorale et des localités basses et voisines du fleuve, dans lesquelles la dessication naturelle ne pouvait être assez rapide pour éviter la destruction du corps. Il fallut donc remédier à ces obstacles.

Comment les anciens Égyptiens y réussirent-ils?

J'ai souvent été témoin, dans le public étranger à ces études très-spéciales, d'un vif enthousiasme pour leur embaumement et de regrets amers sur la perte de procédés aussi parfaits. Je gardais alors, on le comprend, un silence discret et plus ou moins approbatif. Mais ces manifestations me donnaient toujours un grand désir de pénétrer ces secrets désormais perdus, dit-on, sans retour. Je consultai d'abord les auteurs qui ont le plus utilement écrit sur ce sujet. C'est, d'une part, Hérodote, qui visita l'Égypte 450 avant Jésus-Christ, c'est-à-dire dans le temps de ses dynasties nationales, à un moment où les coutumes populaires n'avaient point encore subi l'influence des mœurs étrangères. C'est ensuite, presque de nos jours, Rouyer, membre de l'expédition scientifique d'Égypte, qui examina les résultats que l'ancienne pratique des embaumements laisse toujours abondamment sous les yeux.

« Il y a en Égypte, dit Hérodote, certaines personnes que la loi a chargées des embaumements et qui en font profession. Quand on leur porte un corps, ils montrent aux porteurs des

modèles de morts, en bois. Le plus recherché
représente, à ce qu'ils disent, celui dont je me
fais scrupule de dire le nom. Ils en font voir un
second qui est inférieur au premier et qui ne
coûte pas aussi cher; ils en montrent encore un
troisième qui est au plus bas prix (1). Ils demandent ensuite suivant lequel de ces trois modes
on souhaite que le mort soit embaumé. Après
qu'on est convenu du prix, les parents se retirent.
Les embaumeurs travaillent chez eux, et voici
comment ils procèdent à l'embaumement le plus
précieux :

» D'abord, ils tirent le cerveau par les narines,
en partie avec un fer recourbé, en partie par le
moyen de drogues qu'ils introduisent dans la tête.
Le corps étant étendu par terre, le scribe trace
sur le flanc gauche tout ce qu'on doit couper.
Celui qui doit faire l'incision coupe, avec une

---

(1) Le modèle dont Hérodote se faisait scrupule de dire le nom,
était, dit-on, la représentation d'Isis. Nous trouvons dans Diodore
de Sicile la valeur de ces trois espèces d'embaumement. Le premier
valait un talent, ou 4500 fr. de notre monnaie; le deuxième,
20 mines, ou 1500 fr.; le troisième valait peu de chose; le prix
était indéterminé.

pierre d'Éthiopie tranchante, autant de chair que l'ordonne la loi. Ils tirent par cette ouverture les intestins, les nettoient en les passant au vin de palmier, et les mettent dans un coffre, lequel est jeté dans le fleuve, après une invocation au Soleil, qu'Euphantus a traduite de sa langue maternelle : « Soleil, souverain Maître, et vous tous, dieux qui avez donné la vie aux hommes, recevez-moi et permettez que j'habite avec les dieux éternels. J'ai persisté pendant tout le temps que j'ai vécu dans le culte des dieux que j'ai reçu de mes pères ; j'ai toujours honoré ceux qui ont engendré ce corps; je n'ai tué personne; je n'ai point enlevé de dépôt, etc., etc. »

» Ensuite, ils remplissent le ventre de myrrhe pure broyée, de cannelle et d'autres parfums, l'encens excepté ; puis ils le recousent. Lorsque cela est fini, ils salent le corps en le recouvrant de natrum pendant soixante et dix jours. Il n'est pas permis de le laisser plus longtemps dans le sel.

» Les soixante et dix jours expirés, ils lavent le corps et l'enveloppent entièrement de bandes de toile de coton, enduites de gomme arabique, dont les Égyptiens se servent ordinairement comme de colle. Les parents retirent ensuite le corps. Ils font faire, en bois, un étui de forme humaine ; ils y renferment le mort et le mettent dans une salle destinée à cet usage ; ils le placent droit contre la muraille. Telle est la manière la plus magnifique d'embaumer les morts.

» Ceux qui veulent éviter la dépense, choisissent cette autre sorte : On remplit des seringues d'une liqueur onctueuse qu'on a tirée du cèdre. On en injecte le ventre du mort, sans y faire aucune incision et sans en tirer les intestins. Quand on a introduit cette liqueur par le fondement, on le bouche pour empêcher la liqueur de sortir. Ensuite on sale le corps pendant le temps prescrit. Le dernier jour, on fait sortir du corps la liqueur injectée ; elle a tant de force qu'elle dissout les entrailles et les entraîne avec elle. Le natrum consume les chairs et il ne reste que la peau et les os. Cette opération finie, ils rendent le corps sans y faire autre chose.

» La troisième espèce d'embaumement n'est

que pour les plus pauvres. On injecte le corps avec la liqueur nommée surmaïa ; on le met dans le natrum pendant soixante et dix jours et on le rend ensuite à ceux qui l'ont apporté. »

Après avoir lu ce récit d'Hérodote, l'historien le plus complet sur ce point, je crois qu'on regrettera moins l'ignorance où nous sommes du véritable embaumement égyptien. Les mœurs de notre pays ne se prêteraient pas à l'abandon de nos morts à des mains mercenaires pendant soixante et dix jours. En Égypte même, il fallut que la loi se joignît aux croyances religieuses pour obtenir un pareil délaissement qui n'était pas toujours sans mauvais effets.

D'ailleurs, les commentaires des savants ont jeté des doutes sur la véracité d'Hérodote. Comment une liqueur végétale, comme le surmaïa, pouvait-elle dissoudre les intestins ? Quel était ce liquide ? Comment le natrum pouvait-il consumer les chairs profondes qu'il ne touchait pas, et respecter la peau qu'il touchait partout ? A ces doutes s'étaient ajoutés certains faits. Dans le courant du moyen âge, la momie égyptienne était

devenue un objet commercial, destiné à composer certaines formules pharmaceutiques, et même
certains préservatifs contre les maléfices. On
portait, et François Ier porta dans un médaillon,
un morceau de momie contre les mauvais sorts.
Les momies n'étaient donc pas rares en Europe,
et l'on ne tarda pas à s'apercevoir que les embaumements égyptiens, si permanents dans leur
pays, étaient peu stables dans nos climats du
Nord. Les momies y absorbaient l'humidité de
l'atmosphère et se décomposaient ensuite lentement. La faveur dont l'art égyptien jouissait dans
certaines classes de la société, n'avait donc pas
gagné les hommes de science, et les recherches
de Rouyer les éloignèrent de plus en plus de ce
sujet rempli d'obscurité.

Je mets sous les yeux du lecteur les passages de
Rouyer dont il est question en ce moment :

« Les historiens, dit-il, auxquels nous sommes
redevables de tout ce que l'on sait aujourd'hui
des merveilles anciennes de l'Egypte, et qui ont
écrit dans un temps où les Egyptiens conservaient
encore quelques-uns de leurs usages, pourraient

seuls nous transmettre le secret ingénieux des embaumements ; mais leurs récits nous prouvent qu'ils n'en avaient eux-mêmes qu'une connaissance imparfaite.

» Quoique les récits d'Hérodote et de Diodore de Sicile sur les embaumements ne soient pas très-complets, et que quelques détails paraissent inexacts et peu vraisemblables, comme plusieurs savants français l'ont observé, pourtant, en plaçant dans un ordre convenable ce qu'Hérodote rapporte sur ce sujet, on reconnaît bientôt qu'il a décrit en quelques lignes presque toute la théorie des embaumements. Les embaumeurs égyptiens savaient distinguer des autres viscères le foie, la rate et les reins, auxquels ils ne devaient pas toucher ; ils avaient trouvé le moyen de retirer la cervelle de l'intérieur du crâne sans le détruire ; ils connaissaient l'action des alcalis sur la matière animale, puisque le temps que les corps devaient rester en contact avec ces substances était strictement limité ; ils n'ignoraient pas la propriété qu'ont les baumes et les résines d'éloigner les larves des insectes et les mites ; ils avaient aussi reconnu la nécessité d'envelopper les corps desséchés et embaumés, afin de les préserver de l'humidité, qui se serait opposée à leur conservation. Ces peuples étaient parvenus à établir des règles invariables et une méthode certaine pour procéder aux embaumements. On remarque, en effet, que le travail de ceux qui étaient chargés d'embaumer les morts consistait en deux principales opérations bien raisonnées : la première, de soustraire de leur intérieur tout ce qui pouvait devenir une cause de corruption pendant le temps destiné à les dessécher ; la seconde, d'éloigner de ces corps tout ce qui aurait pu par la suite en causer la destruction.

» Les résines odorantes et le bitume non-seulement préservaient de la corruption, mais encore éloignaient les vers et les nécrophores. — Les embaumeurs, après avoir lavé les corps avec cette liqueur vineuse et balsamique qu'Hérodote et Diodore appellent vin de palmier, et les avoir remplis de résines odorantes ou de bitumes, les plaçaient dans des étuves, où, à l'aide d'une chaleur convenable, ces substances résineuses s'unissaient intimement aux corps, et ceux-ci arrivaient en peu de temps à cet état de dessiccation parfaite dans lequel on les trouve aujourd'hui. Cette opération, dont aucun historien n'a parlé, était sans doute la principale et la plus importante de l'embaumement.

» Les Arabes ont saccagé les grottes les plus apparentes et les pyramides. Aussi, pour trouver les momies, faut-il pénétrer dans le sein des montagnes et descendre dans ces vastes et profondes excavations où l'on n'arrive que par de longs canaux dont quelques-uns sont encombrés. Là, dans des chambres ou des espèces de puits carrés taillés dans le roc, on trouve des milliers de momies, entassées les unes sur les autres, qui paraissent avoir été arrangées avec une certaine symétrie, quoique plusieurs se trouvent aujourd'hui déplacées et brisées. Auprès de ces puits profonds, qui servaient de sépulture commune à plusieurs familles, on rencontre aussi d'autres chambres moins grandes et quelques cavités étroites, en forme de niche, qui étaient destinées à contenir une seule momie ou deux au plus. Les grottes de la Thébaïde renferment un grand nombre de momies mieux conservées que celles qu'on trouve dans les caveaux et les puits de Saqqàrah. C'est surtout auprès des ruines de Thèbes, dans l'intérieur de la montagne qui s'étend depuis l'entrée de la vallée des tombeaux des rois jusqu'à Medynet-Abou, que j'ai vu beaucoup de momies entières et bien conservées.

» Il me serait impossible d'estimer le nombre prodigieux de celles que j'ai trouvées, éparses et entassées dans les chambres sépulcrales et dans la multitude des caveaux qui sont dans l'intérieur de cette montagne. J'en ai développé et examiné un grand nombre, autant pour m'assurer de leur état et pour reconnaître leur préparation, que dans l'espérance d'y trouver des idoles, des *papyrus* et d'autres objets curieux que la plupart de ces momies renferment sous leur enveloppe. — Je n'ai point remarqué qu'il y eût, comme le dit Maillet, des caveaux spécialement destinés à la sépulture des hommes, des femmes et des enfants; mais j'ai été surpris de trouver peu de momies d'enfants dans les tombeaux que j'ai visités. Ces corps embaumés, parmi lesquels on rencontre un nombre à peu près égal d'hommes et de femmes, et qui, au premier aspect, paraissent se ressembler et avoir été préparés de la même manière, diffèrent cependant par les diverses substances qui ont été employées à leur embaumement, ou par l'arrangement ou par la qualité des toiles qui leur servent d'enveloppe.

» En examinant en détail et avec attention quelques-unes des momies qui se trouvent dans les tombeaux, j'en ai reconnu de deux classes principales : celles auxquelles on a fait sur le côté gauche, au-dessus de l'aine, une incision de deux pouces et demi environ, qui pénètre jusque dans la cavité du bas-ventre ; et celles qui n'ont point d'ouverture sur le côté gauche ni sur aucune autre partie du corps. Dans l'une et dans l'autre classe, on trouve plusieurs momies qui ont les parois du nez déchirées et l'os ethmoïde entièrement brisé ; mais quelques-unes de la dernière classe ont les cornets du nez intacts et l'os ethmoïde entier ; ce qui pourrait faire croire que quelquefois les embaumeurs ne touchaient pas au cerveau. L'ouverture qui se trouve sur le côté de plusieurs momies se faisait sans doute dans tous les embaumements recherchés, non-seulement pour retirer les intestins, qu'on ne trouve dans aucun de ces cadavres desséchés, mais encore pour mieux nettoyer la cavité du bas-ventre et pour la remplir d'une plus grande quantité de substances aromatiques et résineuses, dont le volume contribuait à conserver les corps, en même temps que l'odeur forte des résines en écartait les insectes et les vers. Cette ouverture ne m'a point paru recousue, comme le dit Hérodote; les bords avaient seulement été rapprochés, et se maintenaient ainsi par la dessiccation.

» 1° Parmi les momies qui ont une incision sur le côté gauche, je distingue celles qui ont été desséchées par le moyen des substances tanno-balsamiques, et celles qui ont été salées. Les momies qui ont été desséchées à l'aide de substances balsamiques et astringentes sont remplies comme d'un mélange de résines aromatiques, et les autres d'asphalte ou bitume pur.

» Les momies remplies de résine aromatique

sont d'une couleur olivâtre ; la peau est sèche,
flexible, semblable à un cuir tanné ; elle est un
peu retirée sur elle-même, et ne paraît former
qu'un seul corps avec les fibres et les os ; les traits
du visage sont reconnaissables et semblent être
les mêmes que dans l'état de vie ; le ventre et la
poitrine sont remplis d'un mélange de résines
friables, en partie solubles dans l'esprit de vin ;
ces résines n'ont aucune odeur particulière capable de les faire reconnaître ; mais, jetées sur
des charbons ardents, elles répandent une fumée
épaisse et une odeur fortement aromatique. Ces
momies sont très-sèches, faciles à développer et
à rompre ; elles conservent encore toutes leurs
dents, les cheveux et les poils des sourcils. Quelques-unes ont été dorées sur toute la surface du
corps, d'autres ne sont dorées que sur le visage,
sur les parties naturelles, sur les mains et sur les
pieds. Ces dorures sont communes à un assez
grand nombre de momies, pour m'empêcher de
partager l'opinion de quelques voyageurs, qui ont
pensé qu'elles décoraient seulement le corps des
princes ou des personnes d'un rang très-distingué.

» Ces momies, qui ont été préparées avec beaucoup de soin, sont inaltérables tant qu'on les conserve dans un lieu sec; mais développées et exposées à l'air, elles attirent promptement l'humidité, et au bout de quelques jours, elles répandent une odeur désagréable.

» Les momies remplies de bitume pur ont une couleur noirâtre; la peau est dure, luisante, comme si elle avait été couverte d'un vernis; les traits du visage ne sont point altérés; le ventre, la poitrine et la tête sont remplis d'une susbtance résineuse, noire, dure, ayant peu d'odeur. Cette matière, que j'ai retirée de plusieurs momies, m'a présenté les mêmes caractères physiques et a donné à l'analyse chimique les mêmes résultats que le bitume de Judée qui se trouve dans le commerce. Ces sortes de momies, qu'on rencontre assez communément dans tous les caveaux, sont sèches, pesantes, sans odeur, difficiles à développer et à rompre. Presque toutes ont le visage, les parties naturelles, les mains et les pieds dorés; elles paraissent avoir été préparées avec beaucoup de soin; elles sont très-peu susceptibles de s'altérer et n'attirent point l'humidité de l'air. Les momies ayant une incision sur le côté gauche, et qui ont été salées, sont également remplies, les unes de substances résineuses, et les autres d'asphalte. Ces deux sortes diffèrent peu des précédentes; la peau a aussi une couleur noirâtre, mais elle est dure, lisse et tendue comme du parchemin; il se trouve un vide au-dessous, elle n'est point collée sur les os; les résines et le bitume qui ont été injectés dans le ventre et dans la poitrine sont moins friables et ne conservent aucune odeur; les traits du visage sont un peu altérés; on ne trouve que très-peu de cheveux, qui tombent lorsqu'on les touche. Ces deux sortes de momies se trouvent en très-grand nombre dans tous les caveaux; lorsqu'elles sont développées, si on les expose à l'air, elles en absorbent l'humidité, et elles se couvrent d'une légère efflorescence saline que j'ai reconnue pour être du sulfate de soude.

» 2° Parmi les momies qui n'ont point d'incision sur le côté gauche, ni sur aucune autre partie du corps, et dont on a retiré les intestins par le fondement, je distingue aussi deux sortes : celles qui ont été salées, ensuite remplies de cette matière bitumineuse moins pure, que les naturalistes et les historiens appellent *pisasphalte*, et celles qui ont été seulement salées.

» Les injections avec le *cédria* ou le surmaïa pour dissoudre les intestins, selon Hérodote, ne pouvaient atteindre ce but ; il est beaucoup plus naturel de croire que ces injections étaient composées d'une solution de natrum rendue caustique, qui dissolvait les viscères ; et qu'après avoir fait sortir les matières contenues dans les intestins, les embaumeurs remplissaient le ventre de cédria ou d'une autre résine liquide qui se desséchait dans le corps.

» Les momies salées qui sont remplies de pisasphalte ne conservent plus aucun trait reconnaissable ; non-seulement toutes les cavités du corps ont été remplies de ce bitume, mais la surface en est aussi couverte. Cette matière a tellement pénétré la peau, les muscles et les os, qu'elle ne forme avec eux qu'une seule et même masse.

» En examinant ces momies, on est porté à

croire que la matière bitumineuse a été injectée très-chaude, et que les cadavres ont été plongés dans une chaudière contenant ce bitume en liquéfaction. Ces sortes de momies, les plus communes et les plus nombreuses de toutes celles qu'on rencontre dans les caveaux, sont noires, dures, pesantes, d'une odeur pénétrante et désagréable ; elles sont très-difficiles à rompre ; elles n'ont plus ni cheveux ni sourcils ; on n'y trouve aucune dorure. Quelques-unes seulement ont la paume des mains, la plante des pieds, les ongles des doigts et des orteils teints en rouge, de cette même couleur dont les naturels de l'Égypte se teignent encore aujourd'hui la paume des mains et la plante des pieds (le henné, *Lawsonia inermis*). La matière bitumineuse que j'en ai retirée est grasse au toucher, moins noire et moins cassante que l'asphalte ; elle laisse à tout ce qu'elle touche une odeur forte et pénétrante ; elle ne se dissout qu'imparfaitement dans l'alcool ; jetée sur des charbons ardents, elle répand une fumée épaisse et une odeur désagréable ; distillée, elle donne une huile abondante, grasse, d'une couleur brune et d'une odeur fétide. Ce sont ces espèces de momies que les Arabes et les habitants des lieux voisins de la plaine de Saqqârah vendaient autrefois aux Européens, et qui étaient envoyées dans le commerce pour l'usage de la médecine et de la peinture, ou comme objet d'antiquité ; on les choisissait parmi celles qui étaient remplies de bitume de Judée, puisque c'est à cette matière qui avait longtemps séjourné dans les corps qu'on attribuait autrefois des propriétés médicinales si merveilleuses ; cette substance, qui était nommée *baume de momie*, a été ensuite très-recherchée pour la peinture ; c'est pour cela que l'on n'a connu d'abord en France que l'espèce de momie qui renfermait du bitume. Elles sont très-peu susceptibles de s'altérer ; exposées à l'humidité, elles se couvrent d'une légère efflorescence saline à base de soude. Les momies qui n'ont été que salées et desséchées sont généralement plus mal conservées que celles dans lesquelles on trouve des résines et du bitume.

» On remarque plusieurs variétés dans cette dernière sorte de momies ; mais il paraît qu'elles proviennent du peu de soin et de la négligence que les embaumeurs mettaient dans leur préparation. Les unes, encore entières, ont la peau sèche, blanche, lisse et tendue comme du parchemin ; elles sont légères, sans odeur et faciles à rompre ; les autres ont la peau également blanche, mais un peu souple ; ayant été moins desséchées, elles ont passé à l'état de gras. On trouve encore dans ces momies des morceaux de cette matière grasse jaunâtre que les naturalistes ont appelée adipo-cire. Les traits du visage sont entièrement détruits, les sourcils et les cheveux sont tombés ; les os se détachent de leurs ligaments sans aucun effort, ils sont blancs et aussi nets que ceux des squelettes préparés pour l'étude de l'ostéologie ; les toiles qui les enveloppent se déchirent et tombent en lambeaux lorsqu'on les touche. Ces sortes de momies, qu'on trouve ordinairement dans des caveaux particuliers, contiennent une assez grande quantité de substance saline, que j'ai reconnue pour être presque en totalité du sulfate de soude. Les diverses espèces de momies dont je viens de parler sont emmaillotlées avec un art qu'il serait difficile d'imiter. De nombreuses bandes de toile, de plusieurs mètres de long, composent leur enveloppe ; elles sont appliquées les unes sur les autres, au nombre de quinze ou vingt d'épaisseur, et font ainsi plusieurs circonvolutions, d'abord autour de chaque membre, ensuite autour du corps entier ; elles sont serrées et entrelacées avec tant d'adresse et si à propos, qu'il paraît qu'on a cherché à rendre à ces morts, considérablement diminués par la dessiccation, leur première forme et leur grosseur naturelle.

» On trouve toutes les momies enveloppées à peu près de la même manière ; il n'y a de différence que dans le nombre des bandes qui les entourent et dans la qualité des toiles, dont le tissu est plus ou moins fin, selon que l'embaumement était plus ou moins précieux. Le corps embaumé est d'abord couvert d'une chemise étroite, lacée sur le dos et serrée sous la gorge ; sur quelques-uns, au lieu d'une chemise, on ne trouve qu'une large bande qui enveloppe tout le corps. La tête est couverte d'un morceau de toile carré, d'un tissu très-fin, dont le centre forme sur la figure une espèce de masque ; on en trouve quelquefois cinq à six ainsi appliqués l'un sur l'autre ; le dernier est ordinairement peint ou doré, et représente la figure de la personne embaumée. Chaque partie du corps est enveloppée séparément par plusieurs bandelettes imprégnées de résine. Les jambes, approchées l'une de l'autre, et les bras, croisés sur la poitrine, sont fixés, dans cet état, par d'autres bandes qui enveloppent le corps entier. Ces dernières, ordinairement chargées de figures hiéroglyphiques et fixées par de longues bandelettes qui se croisent avec beaucoup d'art et de symétrie, terminent l'enveloppe.

» Immédiatement après les dernières bandes, on trouve diverses idoles en or, en bronze, en terre cuite vernissée, en bois doré ou peint ; des rouleaux de papyrus écrits, et beaucoup d'autres objets qui n'ont aucun rapport à la religion de ces peuples, mais qui paraissent être seulement des souvenirs de ce qui leur avait été cher pendant la vie. — C'est dans une de ces momies, placée au fond d'un caveau de l'intérieur de la montagne (derrière le *Memnonium*, temple de la plaine de Thèbes), que j'ai trouvé un papyrus volumineux, qui se voit gravé dans l'ouvrage (*voy.* les planches 61, 62, 63, 64 et 65 du 2ᵉ volume des Planches d'antiquité, et la Description des Hypogées de la ville de Thèbes). — Ce papyrus était roulé sur lui-même et avait été placé entre les cuisses de la momie, immédiatement après les premières bandes de toile ; cette momie d'homme, dont le tronc avait été brisé, ne m'a point paru avoir été embaumée d'une manière très-recherchée ; elle était enveloppée d'une toile assez commune, et avait été remplie d'asphalte ; elle n'avait de doré que les ongles des orteils.

» Presque toutes les momies qui se trouvent dans ces chambres souterraines, où l'on peut encore pénétrer, sont ainsi enveloppées de bandes de toile avec un masque peint sur le visage. Il est rare d'en trouver qui soient enfermées dans leurs caisses, dont il ne reste que quelques débris. Ces caisses, qui ne servaient sans doute que pour les riches et pour les personnes de haute distinction, étaient doubles ; celle dans laquelle on déposait

les momies était faite d'une espèce de carton
composé de plusieurs morceaux de toile collés les
uns sur les autres ; cette caisse était ensuite en-
fermée dans une seconde construite en bois de
sycomore ou de cèdre. »

Après avoir lu ces pages de Rouyer, l'incertitude
laissée par le récit d'Hérodote sur les procédés
égyptiens n'a point disparu ; au contraire. Jusqu'à lui, on pensait qu'en Égypte les corps étaient
salés dans l'embaumement, mais on n'allait pas
plus loin et on ne demandait pas comment ils se
desséchaient. Rouyer croit que ce peuple avait
recours à des étuves chauffées artificiellement
pour obtenir une dessiccation estimée par lui nécessaire. Mais sur quoi fonde-t-il son apprécia-
tion ? Aucun texte ne la rend plausible, et Rouyer
n'a soulevé qu'un doute de plus autour de cette
question, entourée déjà de tant d'obscurité et de
tant d'invraisemblances.

Bien que les embaumements doivent aujour-
d'hui s'éloigner de plus en plus de ces pratiques
incompatibles avec nos mœurs, il était intéres-

sant, au point de vue de l'art que nous étudions, de rechercher quelle fut en réalité la méthode d'embaumer des anciens Égyptiens. Mais comment y parvenir, au milieu de la confusion des récits et des commentaires ?

J'ai d'abord examiné s'il n'y avait pas, au milieu de leurs pratiques bizarres, quelque point commun à toutes les opérations. Dans le cas où un point semblable existerait, il devrait être essentiel et pourrait aujourd'hui faciliter nos recherches. Eh bien ! ce point existe, il est même très-net, puisqu'il a été prescrit et réglementé par la loi égyptienne elle-même : c'est le séjour des corps dans le natrum pendant soixante et dix jours. L'embaumement égyptien doit être là tout entier. L'extraction des intestins et du cerveau, l'emploi du bitume, du pisasphalte, de bandelettes, ne sont que des accessoires de l'opération suivant la richesse, suivant les localités plus ou moins humides, suivant les époques, suivant les pratiques religieuses qui l'accompagnaient. Ces accessoires n'étaient pas indispensables, car la loi se tait à leur égard, car surtout, même d'après

Rouyer, nous les voyons ou pratiqués ou supprimés, sans que la conservation des corps en éprouve un changement essentiel.

Mais comment le séjour dans le natrum pouvait-il conserver et dessécher les corps? On a dit que cette substance agissait en salant et en consumant les chairs. Cela est contradictoire. Saler, consumer, dessécher le corps, sont des résultats qu'une même substance ne saurait produire, et nous sommes conduits à déclarer que nous ignorons le mode d'action du natrum sur les corps qui séjournaient dans son sein. L'expérience pouvait seule éclairer ce sujet.

Les lacs de l'Égypte produisent toujours ce composé salin. Sur ma demande, un tonneau de natrum me fut expédié à Paris, et dans mon cabinet de l'École pratique de médecine, je me trouvai en mesure de renouveler sous mes yeux le point capital de l'embaumement décrit par Hérodote, et d'en constater les effets.

Le natrum que j'avais reçu était sous la forme d'une poudre ou de masses pulvérulentes plus ou moins volumineuses, d'un aspect brunâtre, d'une

odeur peu prononcée et d'un goût franchement
salin.

Soumis à l'analyse chimique, ce produit se par-
tageait dans l'eau en deux portions, l'une soluble,
et l'autre insoluble dans ce liquide.

La partie soluble, beaucoup plus considérable
que l'autre, était formée d'une forte proportion
de carbonate de soude et ensuite de sulfate de
soude, de chlorure de sodium et de traces de
phosphate de la même base. La partie insoluble,
qui ne nous intéresse pas ici, contenait du carbonate de fer et de chaux, de l'alumine, des traces
de silicate de fer, d'alumine, de magnésie et de la
matière organique analogue à l'humus.

Je disposai mon expérience ainsi qu'il suit :
J'étalai sur le fond d'un cercueil doublé de plomb
une couche de natrum de 30 centimètres d'épaisseur, et je déposai sur elle le corps d'un enfant
de sept à huit ans, corps flasque, amaigri, déjà
verdâtre aux régions abdominales, et mort probablement de phthisie. Je l'entourai et je le re-
couvris d'une couche égale de natrum de 30 centimètres, et j'abandonnai le cercueil ouvert à l'air

libre. Pour retrouver, autant que possible, les conditions du climat égyptien, j'avais attendu le mois d'août. Le premier jour de l'expérience, le thermomètre marquait 27° centigrades dans mon cabinet, et pendant les 17 jours suivants, la moyenne de la température fut de 23° environ.

Dès le troisième jour, le cercueil exhalait l'odeur caractéristique de la décomposition. Cette odeur augmenta depuis continuellement. Vers le quinzième jour, elle était insupportable. Elle se répandait dans le pavillon, et les garçons de salle recherchaient partout la cause de ces émanations malsaines. Mon cabinet était inhabitable. De temps en temps de grosses mouches entraient d'un vol rapide par les fenêtres, plongeaient comme un trait dans le cercueil et s'enfonçaient rapidement dans la poudre de natrum. Cependant l'apparence extérieure du cercueil n'avait pas changé, et je ne remarquais ni soulèvement ni dépression dans son contenu.

Enfin, le dix septième jour, l'odeur était tellement insoutenable que je fus contraint de mettre fin à l'expérience. Je disposai dans le cabinet des terrines dégageant du chlore gazeux ; le natrum fut rapidement enlevé et le corps de l'enfant fut mis à découvert.

L'odeur infecte répandue pendant la durée de l'expérimentation a pu sans doute faire croire que ce corps devait être l'objet d'une putréfaction profonde. Je le pensais aussi moi-même, et je comptais le trouver ballonné dans toutes ses parties et d'un vert brunâtre dans toute sa superficie. Il n'en était rien. Ce corps, au contraire, était blanc, même sur l'abdomen, déjà revenu sur lui-même. La surface générale de la peau était mouillée comme si elle venait d'être arrosée d'eau. L'épiderme ayant disparu, elle était glissante au toucher comme celle de certains poissons. Les cheveux et les cils se détachaient très-facilement ; l'odeur qu'il exhalait était, d'ailleurs, repoussante et des larves d'insectes s'agitaient dans les cavités orbitaires où les globes des yeux avaient perdu leurs liquides.

Les pieds et les mains de ce corps, jusque vers le tiers inférieur des jambes et des bras, offraient un aspect et un état très-remarquables. Ces parties étaient d'une couleur jaunâtre et desséchées. Sur les doigts des pieds et des mains on voyait des fragments d'épiderme boursouflé, transparent, desséché, et n'adhérant que par quelques points aux doigts déjà secs et presque inflexibles. Les cavités viscérales ne furent point ouvertes. L'intégrité générale de la peau et la momification de l'extrémité des membres était le fait important à constater. Le sujet fut donc enlevé pour être promptement inhumé.

Au premier abord, il semble que cette expérience brusquement suspendue ne peut autoriser une conclusion.

Ne hâtons pas notre jugement.

Il s'en dégage, au contraire, deux faits importants : la conservation du corps de l'enfant et la momification de l'extrémité de ses membres.

En effet, malgré l'odeur infecte qu'il répandait autour de lui, ce sujet n'était pas en voie de putréfaction. Les liquides organiques, transsudant à travers le derme dénudé, n'étant pas suffisamment évaporés, séjournaient dans le cercueil et s'y décomposaient. Si leur évaporation avait été assez rapide pour dessécher la surface du corps, ainsi que cela se passe dans les sables de la Libye et comme cela se fit dans notre expérience pour les pieds et les mains, la momification entière eût marché sans encombre à Paris comme en Égypte. La différence du climat des deux pays est la seule cause de la différence observée pendant le cours de l'opération. Il est impossible d'admettre que l'embaumement égyptien fût accompagné de l'odeur répandue à Paris par le corps de l'enfant placé dans le natrum.

Sa pratique fût devenue pour les grandes agglomérations d'hommes, comme Thèbes et Memphis, une cause insupportable d'insalubrité. Si l'on réfléchit que Thèbes occupait sur les deux rives du Nil une étendue de 15 kilomètres, qu'au temps de sa splendeur elle laissa dans toute l'antiquité le renom d'une ville immense, aux cent portes, on estimera que sa population devait être considérable. En supposant qu'elle fût seulement la moitié de celle de Paris actuellement, la mortalité devait y être de 25 000 âmes par an. Or, comme l'embaumement exigeait le séjour des corps dans le natrum pendant soixante et dix jours, il devait y avoir, sans cesse, dans la ville, plus de deux mille corps en préparation à la fois. De tels foyers d'infection n'ont pas existé dans ces lieux, dont les ruines attestent, après tant de siècles, la brillante civilisation.

Est-il d'ailleurs interdit de penser que les Égyptiens avaient le moyen de neutraliser quelque odeur, s'il en survenait dans le cours de leur opération ?

Nous savons qu'ils connaissaient un moyen capable de produire ce résultat. Nous savons même qu'ils l'employaient dans des circonstances analogues. Lorsqu'ils déposaient les couches de momies de la plaine de Saqqàrah sur des lits de charbon, c'est apparemment parce qu'ils avaient reconnu la vertu désinfectante de cette substance. Pour détruire une odeur émanée du natrum pendant l'embaumement, ils n'auraient eu qu'à recouvrir ce sel d'une couche de charbon. Mais en Égypte l'évaporation des liquides du corps était assez rapide pour épargner le plus souvent, sans doute, un semblable expédient.

Quelle idée pouvons-nous avoir maintenant de l'embaumement dans cet antique pays?

L'embaumement égyptien n'était ni une salaison ni une consomption des chairs, la peau et les os exceptés; c'était une desquamation d'abord, une conservation et une dessiccation ensuite du derme, à la faveur de laquelle les liquides profonds du corps s'évaporaient naturellement au bout de soixante et dix jours, sous l'influence d'un climat très-sec.

Comment de tels effets pouvaient-ils se produire dans le natrum?

Le corps humain après la mort devient, à sa surface, le point de départ d'une évaporation abondante de liquides. Dans l'embaumement égyptien, le natrum qui recouvrait la peau était alors plus ou moins dissous, et cette dissolution alcaline ramollissait et détruisait l'épiderme. A ce moment, le derme dépouillé de son enveloppe imperméable laissait transpirer les liquides profonds, en même temps que le natrum, mis en contact avec lui, prévenait sa décomposition, de la même manière qu'un lait de chaux alcalin, dans le tannage, provoque le départ de l'épiderme et des poils des animaux, et conserve sous nos yeux le derme de leur peau.

Si les hypogées de Thèbes et de Memphis fournissent aujourd'hui des exemples de conservation qui paraissent plus compliqués, si les récits des historiens s'éloignent de la simplicité fondamentale de cet embaumement, il faut l'attribuer d'abord aux tâtonnements que dut subir l'institution complète de sa formule. Ces hésitations, qui accompagnent la naissance de tous les arts, se répétèrent plusieurs fois en Égypte. En effet, dans sa longue histoire, ce pays subit à plusieurs reprises des événements qui bouleversèrent les institutions et firent disparaître les résultats de la civilisation qu'il avait édifiée déjà. Ainsi, par exemple, la IV° dynastie de l'ancien Empire fut pour l'Égypte l'une des époques les plus brillantes de sa vie. Mais dès la V°, et surtout dès la VI° dynastie, la scène change, et pendant 436 ans l'Égypte semble disparue. Les monuments sont aujourd'hui muets sur cette partie de son existence nationale. Quelle fut la cause de cette longue éclipse ? Nul ne le sait. Mais lorsque ce pays reparaît aux yeux de l'histoire, sous la XIe dynastie, les anciennes traditions sont oubliées, les noms propres usités dans les familles sont abandonnés, les titres donnés aux fonctionnaires, l'écriture elle-même, et jusqu'à la religion, tout en lui semble maintenant nouveau. La tradition de l'embaumement dut éprouver les mêmes atteintes que les autres institutions du pays, et la pratique dut se ressentir encore une fois des incertitudes de l'art.

Mais ces événements ne furent pas les seuls qui modifièrent les résultats de l'embaumement, la religion y contribua pour sa part. Sous l'ancien et le moyen Empire, la religion était absente des tombeaux. Les inscriptions et les représentations qu'on y plaçait n'avaient pour sujet que des faits ou des scènes de la vie civile.

Le défunt y est montré parmi ses serviteurs, au milieu des danses et des jeux exécutés en son honneur. Ailleurs, il cultive les fleurs, il chasse, il pêche dans les nombreux canaux dont le pays est sillonné. Mais à dater de la XVIIIe dynastie, tont est changé. De graves événements religieux étaient survenus. Aménophis IV osa porter sur le culte national la main d'un réformateur. La mère d'Aménophis était étrangère. A Thèbes, dans la vallée d'Abou-Hamed, elle a les chairs peintes en rose comme les femmes des races septentrionales. Elle apporta dans la maison royale le culte étranger d'Aten, probablement l'Adonaï des religions sémitiques. En souvenir de sa mère, longtemps vivante dans son esprit, comme nous le montrent les hypogées de Tell-el-Amarna, Aménophis IV proscrivit Ammon, le dieu suprême de Thèbes, mutila ses temples, abandonna la capitale où il était adoré, en bâtit une nouvelle et prit lui-même le nom de Kou-en-Aten (la splendeur d'Aten). Mais la réaction contre les réformes du fanatique Aménophis ne tarda pas à s'éveiller. Après sa mort, le parti étranger, qui donna quelques rois à l'Égypte, fut dispersé. Alors Horus, un roi d'un nom religieux cher à l'Égypte, recommença la série des princes légitimes. Les noms des rois sacrilèges furent martelés, leurs édifices furent détruits, et la capitale construite par eux fut démolie avec un soin si patient, qu'il n'en resta pas une pierre debout. Le culte national, un moment ébranlé, ne voulut pas laisser de traces de sa commotion dangereuse, et, pour mieux assurer désormais son empire, il étendit son domaine sur les rituels funéraires, envahit les tombeaux, et l'embaumement prit lui-même un caractère religieux. Dès lors, chaque organe du corps sera mis sous la protection spéciale d'une divinité ; des scarabées sacrés seront placés dans l'abdomen des momies, et leurs bandelettes se couvriront de prières. Qui sait si les incisions de l'abdomen prescrites et tracées par le scribe, si les entrailles jetées dans le fleuve avec cette prière qu'Hérodote, douze siècles plus tard, mettra dans la bouche d'Euphantus, ne datent pas de cette époque de réaction religieuse ? Nous voyons aujourd'hui le résultat, accumulé par le temps, de ces pratiques influencées par des événements de toute sorte, et l'examen des détails qui furent introduits successivement jette de la confusion sur le fond même de l'embaumement.

Il n'est pas jusqu'à l'emploi du bitume chaud,

sur les corps déjà desséchés dans le natrum, qui ne témoigne de la variété des accessoires de cette opération, suivant les temps et les lieux. Le bitume chaud, dont les Égyptiens imprégnèrent certains corps, avait surtout pour effet de les préserver de l'humidité de l'air, absorbée par les sels plus ou moins déliquescents du natrum. Mais cette pratique n'était point nécessaire dans toute l'Égypte. Les nécropoles de la chaîne libyque, exposées directement aux vents de l'Afrique centrale et dont les souterrains offrent une température constante de 20° centigrades, ne sont point humides, et l'emploi du bitume dans les embaumements qu'elles recevaient, pouvait être plus ou moins négligé. Mais il en était autrement dans les localités plus basses et plus voisines du fleuve, comme la plaine de Saqqârah, près de Memphis. Aussi ce sont les caveaux de Saqqârah qui ont fourni les momies imbibées particulièrement de bitume et de pisasphalte et dont la conservation reste plus ou moins imparfaite, malgré ce surcroît de précaution. Plus on étudie ce sujet, plus on voit que le fond de l'embaumement égyptien est contenu tout entier dans le passage de la loi de ce pays, qui prescrit le séjour des corps dans le natrum pendant soixante et dix jours. Les accessoires qui s'ajoutèrent à cette pratique fondamentale doivent être rapportés, soit à des faits politiques, soit à des événements religieux, soit aux besoins commandés par la topographie de certaines localités de l'Égypte.

Je ne quitterai pas ce sujet sans parler de la conservation des corps aux îles Canaries, car, à mes yeux, l'embaumement des Guanches n'est qu'une tradition des pratiques de l'Égypte.

Placé à l'extrémité orientale du continent africain, ce pays connut cependant tout le littoral de cette partie du monde et, sans doute aussi, les Canaries, qui s'élèvent comme une annexe de son bord occidental. En effet, sous le pharaon Néchao, de la XXVI⁰ dynastie, une flotte entière, partie de la mer Rouge, franchit le cap de Bonne-Espérance, longea les côtes occidentales de l'Afrique, passa le détroit de Gibraltar et retourna vers l'Égypte par la Méditerranée. Deux mille ans avant Vasco de Gama, l'Égypte doublait, en sens inverse, le cap des Tempêtes et réalisait la circumnavigation du continent africain.

Par combien de voyages partiels une expédition d'ensemble aussi remarquable pour le temps avait-elle été préparée déjà ? Les navires égyptiens pratiquèrent, de temps immémorial, les côtes africaines, et l'un d'eux porta sans doute jusqu'aux Canaries l'un des arts les plus originaux de son pays.

En effet, les Guanches, si pauvres en toute sorte d'arts, pratiquèrent celui de l'embaumement sur une grande échelle, et seuls, parmi les peuples de l'antiquité, en firent, comme les Égyptiens, une coutume nationale.

Sans doute, l'absence du natrum aux îles Canaries dut y modifier les procédés de conservation. Mais le natrum, qui restituait des corps desséchés, montrait aux Guanches que la dessiccation devait être également l'objectif de leurs opérations. Ils le comprirent, et les corps étaient d'abord exposés au soleil ardent. Dans cette condition, l'épiderme perdait rapidement son adhérence, et des frictions avec des baumes achevaient sa séparation. A ce moment, le corps évaporait promptement ses liquides et se desséchait comme dans l'embaumement égyptien. Mais comme l'absence du natrum laissait le derme en danger de décomposition avant la dessiccation intégrale, on plaçait les corps dans des étuves, et la dessiccation y devenait complète au bout de quinze jours.

Nous trouvons dans le travail de Bory de Saint-Vincent sur les îles Fortunées des détails intéressants sur la pratique des Guanches, et les rapprochements qu'on pourra faire entre elle et les procédés égyptiens pourront justifier encore la parenté que nous attribuons aux deux méthodes de conservation.

« Les arts des Guanches n'étaient pas nombreux; le plus singulier sans doute est celui des embaumements.

» Les Guanches conservaient les restes de leurs parents d'une manière scrupuleuse, et n'épargnaient rien pour les garantir de la corruption. Par un but moral, chacun préparait lui-même les peaux de chèvre dans lesquelles devaient être enveloppés ses débris. Ces peaux étaient souvent dépouillées de leur poil; d'autres fois on l'y laissait, et l'on mettait alors indifféremment le côté velu en dedans ou en dehors (dans les peaux d'une momie entière que j'ai eue par les soins de M. Broussonnet, on voyait le poil, et il se trouvait en dedans). Les procédés dont on se servait pour faire des momies assez parfaites qu'on nommait *xaxos*, sont à peu près perdus. Quelques écrivains ont cependant laissé des détails à ce sujet, mais peut-être ne sont-ils pas plus exacts que ceux qu'Hérodote nous a transmis sur les embaumements égyptiens.

» Quand on avait besoin du ministère des embaumeurs, on leur apportait le corps à conserver, et l'on se retirait aussitôt. Si le mort appartenait à des gens en état de faire une certaine dépense, on l'étendait d'abord sur une table de pierre ; un opérateur lui faisait une ouverture au bas-ventre avec un caillou affilé, taillé en forme de couteau et appelé *taboua* ; on en retirait les intestins, que d'autres opérateurs lavaient et nettoyaient ensuite ; on lavait aussi le reste du corps, et surtout les parties délicates comme les yeux, l'intérieur de la bouche, les oreilles et les doigts, avec de l'eau fraîche dans laquelle on avait fait dissoudre le plus de sel possible. On remplissait de plantes aromatiques les grandes cavités ; on exposait ensuite le cadavre au soleil le plus ardent, ou dans des étuves, quand le soleil n'était pas assez chaud. Pendant l'exposition, on enduisait fréquemment le corps d'une espèce d'onguent composé de graisse de chèvre, de poudre de plantes odoriférantes, d'écorce de pin, de résine, de brai, de pierre-ponce et autres matières absorbantes. Feuillé croit que ces onctions se faisaient aussi avec une composition de beurre et de substances dessiccatives et balsamiques, parmi lesquelles il nomme la résine de larix ou mélèze, et les feuilles de grenadier, qui n'ont jamais eu la propriété de conserver.

» Le quinzième jour, l'embaumement était terminé ; la momie devait être sèche et légère ; les parents l'envoyaient chercher, et l'on célébrait les obsèques le plus magnifiquement que l'on pouvait. On cousait le mort en plusieurs doubles dans les peaux qu'il avait préparées de son vivant, et on le ceignait avec des courroies retenues par

des nœuds coulants. Les rois et les grands étaient
en outre placés dans une caisse ou cercueil d'un
seul morceau et creusé dans le tronc d'une sabine,
dont le bois passait pour incorruptible. On portait
enfin les xaxos, ainsi cousus et encaissés, dans
des grottes consacrées à les recevoir. L'autre manière de conserver les morts, moins dispendieuse,
consistait à les faire sécher au soleil, après leur
avoir introduit dans le ventre une liqueur corrosive ; cette liqueur rongeait toutes les parties
intérieures que le soleil n'aurait pu dessécher
assez pour les empêcher de se corrompre. Comme
les autres xaxos, les parents les cousaient dans les
peaux, et on les portait dans les grottes.

» Ces momies, telles qu'on les trouve aujour-
d'hui, sont sèches, légères ; plusieurs sont parfaitement conservées, avec leurs cheveux et leur
barbe ; les ongles manquent souvent ; les traits
du visage sont distincts, mais retirés ; le ventre
est affaissé. Dans quelques-unes, on ne trouve
aucune marque d'incision ; dans d'autres, on voit
la trace d'une assez grande fente sur le flanc. Les
xaxos sont d'une couleur tannée, d'une odeur

ordinairement agréable ; exposés à l'air, hors des peaux de chèvres, qui sont admirablement bien conservées, ils tombent peu à peu en poussière ; ils sont piqués en plusieurs endroits, environnés de chrysalides de mouches, venues probablement de vers déposés sur le corps pendant la préparation ; ces larves et ces chrysalides, qui n'ont pu se reproduire, se sont conservées saines et entières ainsi que la momie.

» Le chevalier Scory dit que ces momies ont plus de deux mille ans ; on ne peut guère déterminer depuis combien de temps elles se conservent ; mais nous verrons par la suite qu'il y avait certainement plus de deux mille ans que les Guanches embaumaient. Je croirais volontiers que, dans la composition corrosive qu'on employait dans la seconde espèce de préparation, et peut-être même dans tous les embaumements, les Guanches se servaient du suc d'euphorbe ; ils employaient, sans doute, celui de l'espèce propre à leur climat, qui est âcre et laiteuse ; j'en ai reconnu des morceaux entiers dans la poitrine d'une momie à laquelle il n'y avait cependant pas eu d'incision. On m'a assuré qu'on en avait aussi tiré des feuilles très-bien conservées, et qu'on avait reconnues pour être de laurier. Pendant qu'on exposait les corps au soleil, on étendait les bras des hommes le long du tronc, et l'on croisait plus communément les bras des femmes devant la partie inférieure du ventre. On découvre, de temps en temps, de nouvelles catacombes aux Canaries. En 1758, on en trouva une à Palme ; mais, soit que les momies en fussent très-anciennes, soit qu'elles fussent mal embaumées, elles tombèrent aussitôt en poussière. A Fer, on a trouvé, sur les tables où l'on avait couché les xaxos, des meubles dont le mort avait usé pendant sa vie. Dans cette île, on murait les cavernes sépulcrales, pour qu'elles ne servissent pas de retraite aux oiseaux de proie et aux corbeaux.

» Aux Canaries, on ne se bornait pas toujours à placer les momies dans des grottes; on élevait des tombeaux particuliers à certains morts de distinction. Ces morts privilégiés, embaumés et vêtus de leur habit, appelé tamarco, étaient placés sur des planches de bois de pin exhaussées, la tête tournée du côté du nord. On bâtissait ensuite dessus un monument en pierre sèche, en forme pyramidale et souvent assez élevé. — On connaît plusieurs catacombes à Ténériffe; la plus célèbre est celle de Baranco de Herque, entre Arico et Guimar, au pays d'Abona; elle fut découverte dans le temps que Clavijo écrivait ses *Noticias*. Il rapporte qu'on y rencontra plus de mille momies, tandis que, dans les autres, on n'en avait pas trouvé plus de trois ou quatre cents à la fois. C'est de là que sont venus les xaxos qui sont dans le cabinet du roi d'Espagne, et les deux que M. de Chastenet-Puységur envoya, en 1776, au Jardin des plantes : les pieds manquaient malheureusement à l'une d'elles. »

DE L'EMBAUMEMENT

DANS LA PÉRIODE GRÉCO-ROMAINE

La relation d'Hérodote resta lettre morte pour toute l'antiquité grecque et romaine. L'Égypte n'y trouva pas d'imitateurs. Par les produits de ses lacs, par le climat de son ciel, par les croyances spiritualistes de son peuple, ce pays avait institué l'art profondément local de ses embaumements. Un tel art ne pouvait et ne pourra jamais s'implanter ailleurs. Il devait commencer et finir sur les bords du Nil des Pharaons.

Mais, si les procédés de l'Égypte tombèrent dans l'oubli, l'idée de l'embaumement ne disparut pas pour cela. L'embaumement n'est pas un fait brut et sans liaison avec la pensée générale d'un peuple. Il dérive, au contraire, d'un ordre de sen-

timents ayant plus ou moins cours dans certaines
civilisations. Suivant que la personnalité humaine
y est plus ou moins respectée dans les institutions
publiques et privées, l'homme s'élève aux yeux
de l'homme. Tout ce qui le touche gagne en dignité et devient l'objet de sentiments délicats. La
mort, qui blessera ces sentiments d'une manière
si cruelle, les rendra plus vifs encore. Les restes
mortels de ceux qui furent chers seront entourés
de soins pieux, et l'embaumement se présentera
comme une satisfaction, pour des cœurs ulcérés de
leur perte.

La Grèce et Rome ne connurent pas ces émo-
tions intimes. L'individu n'y comptait pas assez
pour cela, dans la famille et dans l'État, tyranni-
ques l'un et l'autre. Rome et la Grèce ne s'occu-
pèrent et ne s'éprirent que des grandes personna-
lités publiques et n'eurent pour les honorer qu'un
moyen public et impersonnel ; elles en firent des
demi-dieux, et même des dieux au besoin. En
cela, elles se glorifiaient elles-mêmes, plutôt
qu'elles ne pleuraient leurs morts. Le sentiment
de l'humanité fit défaut à toute l'antiquité gréco-

romaine. Aussi les tentatives d'embaumement y furent-elles informes et sans esprit de suite.

Homère nous apprend qu'on versa plusieurs fois du nectar et de l'ambroisie dans les narines de Patrocle, afin de conserver son corps. Les Grecs préservaient temporairement de la décomposition certains de leurs morts, en employant le miel. Les dépouilles d'Agésilas furent ainsi rapportées à Sparte et le corps d'Alexandre-le-Grand fut également recouvert de cette substance. Les Perses ensevelissaient les grands personnages dans de la cire; les Éthiopiens, dans de la gomme; les Juifs, dans de la myrrhe, de l'aloès et d'autres aromates, dont ils remplissaient les cercueils.

Ces divers procédés étaient, sans doute, très-insuffisants pour obtenir une conservation durable. Nous savons, au moins, pour les Juifs, que Moïse, à sa sortie de l'Égypte, n'emporta que les ossements de Joseph. D'ailleurs, jamais aucun auteur n'a fait mention de quelque témoignage matériel de l'efficacité de semblables opérations.

DE L'EMBAUMEMENT EUROPÉEN

Plus nous avançons dans l'histoire, plus nous assistons à une longue éclipse de l'art des embaumements. A quelle époque et à quels procédés faut-il rapporter ce que disent Cœlius Rodiginus et Valatéron, si toutefois il convient d'accepter leur dire au pied de la lettre?

Durant le pontificat de Sixte IV, on trouva, dans la voie Appienne, le corps d'une jeune fille, ayant encore toute la beauté de son visage, les cheveux d'un blond doré et noués avec des bandes dorées; il s'était ainsi conservé dans une saumure dans laquelle il trempait entièrement, et l'on a cru que c'était le corps de Tulliola, fille de Cicéron.

Grâce à une préparation de sel inconnue, le corps d'une autre femme fut semblablement trouvé tout entier dans un mausolée, près d'Albano, du temps du pape Alexandre VI. Ce pape donna ordre qu'on le jetât secrètement dans le Tibre, afin d'empêcher la superstition du peuple qui y accourait de toutes parts, parce que le corps était encore très-beau, quoiqu'il y eût treize siècles qu'il y fût déposé.

En admettant, ce qui est bien difficile, l'entière véracité de ces auteurs, des faits de cette nature étaient d'une extrême rareté, et personne ne peut soupçonner la cause artificielle de leur production.

Il faut arriver au seizième et au dix-septième siècles, en Europe, pour trouver des aspirations nouvelles vers l'art que nous étudions et pour assister à l'élaboration difficile qui le conduiront aux méthodes modernes.

A cette époque, le réveil des études anatomiques, les recherches d'histoire naturelle, les tentatives faites pour réunir les premières collections, donnèrent dans toute l'Europe un mouvement très-vif à l'investigation des moyens conservateurs nécessaires à ces nouvelles directions de la science.

Nous voyons alors Swammerdam, Ruysch, tenir à honneur de posséder des formules particulières pour préserver de la décomposition les corps de l'homme et des animaux, objets de leurs études. Ces efforts spéciaux rappelèrent, sans doute, les esprits vers l'embaumement, mais ils ne suffisent pas pour expliquer la faveur nouvelle qui entoura cet art déjà presque oublié. En effet, il n'est pas alors un grand praticien de la médecine ou de la chirurgie qui ne se flatte d'avoir son procédé particulier d'embaumement. Rhasès, Ambroise Paré, Thomas Bartholin, Forestus, Van Horne, etc., etc., eurent leurs recettes, et montraient, dans leurs cabinets, les spécimens plus ou moins heureux de leur savoir.

N'attribuons pas cependant exclusivement cette renaissance au progrès scientifique de cette époque. La nationalité arabe, qui avait offert le semblable spectacle d'une brillante expansion des lettres et des arts, n'avait pas tiré de l'oubli la pratique des embaumements, dont elle avait pourtant sous les yeux les innombrables restes. Les éléments moraux de l'embaumement faisaient

défaut dans les harems de l'Islam. Quels sentiments pouvait-on y avoir pour les restes de ceux
qu'on eut en médiocre estime pendant la vie?
Dans l'Europe chrétienne, au contraire, le mouvement d'une longue assimilation barbare était
terminé, la féodalité s'était adoucie, l'esprit de
l'Évangile se retrouvait. Le christianisme, qui tient
en deux mots : paternité divine et fraternité humaine, avait fait pour le respect de l'individu,
pour la constitution de la famille et des sociétés,
plus que le froid et dur génie de la Rome antique,
plus que le sabre fanatique d'Omar. Il avait déjà
rapproché les hommes et développé ces sentiments de bienveillance générale et de tendresse
particulière qui sont l'honneur et le charme des
mœurs publiques et privées. Ce sont eux qui
inspirèrent alors la pratique des embaumements.
Ce sont eux qui la soutiendront encore désormais.
La société moderne, malgré des retours cruels,
se fondera de plus en plus sur le respect de
l'homme. Civiliser, ce sera conquérir, contre une
nature inconsciente et cruelle, tout ce qui pourra
grandir sa dignité physique, préparer sa dignité

morale et répandre dans tous les rangs un grand idéal de l'humanité.

Les procédés d'embaumement qui surgirent en grand nombre à l'origine des temps modernes, étaient loin de mériter le bruit qui se fit alors autour d'eux.

L'anatomiste hollandais, l'illustre Ruysch, prétendait connaître le moyen de conserver au corps humain la forme, la couleur, le volume, la mollesse de ses diverses parties, c'est-à-dire les propriétés physiques de la vie. C'eût été là un grand art, et plus que personne peut-être, je puis affirmer ses grandes difficultés, car j'ai passé un grand nombre d'années dans des recherches entreprises, pour le réaliser, au musée de l'École de médecine de Paris. Cette conservation dépend uniquement de la présence de l'eau de composition des tissus organiques, et rien ne peut empêcher son évaporation naturelle après la mort.

Je ne crois donc pas que, malgré sa dextérité bien connue, Ruysch ait réalisé la conservation indéfinie des parties diverses du corps humain, avec leurs qualités physiques particulières. Le temps a donné, d'ailleurs, la preuve de l'inanité de ses espérances. Son cabinet fut acheté par le czar Pierre Ier, avec le manuscrit dans lequel il faisait connaître la composition de la liqueur conservatrice dont il se servait. Or, il ne reste rien aujourd'hui des pièces qu'il avait préparées, et Geoffroy, qui fut chargé, en 1773, de faire des expériences avec ses procédés, qu'on croyait avoir retrouvés, n'obtint aucun résultat satisfaisant. Pour l'honneur de la mémoire de Ruysch, il vaut mieux conclure à l'illusion qu'à l'improbité du savant.

Swammerdam, naturaliste de mérite, compatriote de Ruysch, prétendait, comme lui, posséder le moyen de préserver le corps humain de toute altération, après la mort. Nous ne connaissons de ses procédés que des détails laissés par Strader, dans une note de son édition des œuvres d'Harvey. Voici ce qu'il en dit :

« C'est avec raison qu'on a préféré à la méthode égyptienne l'art qui endurcit tellement les cadavres et leurs parties, qu'ils ne perdent rien de leur substance, qu'ils ne changent ni de couleur

ni de forme, qu'ils laissent à l'anatomiste tout le
loisir désirable d'examen, sans présenter ni l'effu-
sion du sang ni la malpropreté dégoûtante qui
répugnent aux [praticiens trop délicats, et qui
empêchent ordinairement d'observer les entrailles
des sujets.

» Je vais publier, tel qu'il m'a été communiqué,
ce procédé admirable, auquel a bien voulu m'ini-
tier autrefois Cl. Du. Swammerdam, qu'on ne
saurait trop louer. Or, il faut qu'on prépare un
vase d'étain d'une grandeur suffisante pour contenir le corps qu'on veut embaumer; qu'on y
mette, à une distance environ de deux doigts du
fond, une petite claie de bois percée de petites
ouvertures; que sur cette claie on place le cadavre,
et qu'ensuite on verse de l'huile de thérébenthine
à une hauteur de trois doigts; qu'on tienne en
repos le vase, légèrement et de moins en moins
hermétiquement couvert, pendant un espace de
temps déterminé; de cette manière, cette huile,
d'une nature pénétrante, s'infiltrera peu à peu
dans les pores du cadavre sur lequel on l'a jetée,
et expulsera la partie aqueuse, cause principale

de la fermentation qui tend à corrompre. Cette partie aqueuse, descendant par la propriété de gravité, et se distillant à travers la chair, occupera, avec le temps, l'espace entre celle-ci et le fond, et pendant ce temps, la partie la plus subtile du baume s'exhalera, à cause de l'herméticité moins grande du vase ; plus elle s'évaporera, plus le corps s'endurcira et s'imbibera du marc épais de l'huile, dont l'effet pourrait se comparer à celui d'une moelle gommeuse ; il pourra, par conséquent, demeurer hors du liquide et en plein air sans se corrompre, sans qu'on ait à craindre la putréfaction ni les vers. — Quant au temps qu'il faut conserver le cadavre dans le baume, il varie selon la différence des choses à conserver ; tel est l'espace plus ou moins long qu'on doit observer.

» L'embaumement d'un embryon de six mois s'accomplit presque en autant de mois ;

» Le squelette de ce même embryon n'a besoin que de deux mois environ ;

» Les membranes du cœur, trois mois ;

» Les vaisseaux du foie et du placenta, dégagés de leur chair, un mois ;

» Les vaisseaux de la rate, dix jours ;

» Les intestins, un mois.

» On assignera, ainsi de suite, pour les autres vaisseaux, un certain temps, qu'il ne sera pas difficile de trouver ni de déterminer par l'expérience.

» Il faut, toutefois, faire attention à ce que, pendant cette opération, les parties soient un peu serrées et comprimées dans une proportion égale et convenable ; la coction du corps empêche que la peau ne contracte des rides, soit qu'on la fasse avant la déposition dans l'huile, soit après que le cadavre y est resté plongé pendant deux mois. Pour que le sujet conserve toute sa beauté et sa blancheur naturelle, il le macère dans une préparation d'alun pendant quelques jours avant qu'on ne l'embaume. Pour que les membres conservent une forme et un état convenables, on doit les plonger dans le baume au commencement de l'hiver, vers le mois de novembre, pour les exposer ensuite à la rigueur du froid, non pour les geler, mais pour les endurcir légèrement.

» En suivant ce procédé avec soin, on détruit entièrement tous les germes de putréfaction cachés dans le corps, à tel point que les entrailles se pénètrent profondément de ce baume, et qu'elles peuvent résister aux atteintes éternelles de l'air.

» Que si l'on veut conserver une partie sans le procédé ci-dessus mentionné, il faut, d'abord, en extraire le sang par une saumure, en tirer le sel au moyen d'eau pluviale, et, après l'avoir mis dans l'ombre pour qu'elle ne se pourrisse pas, l'enduire d'un mélange composé de trois quarts d'huile de térébenthine et d'un quart de mastic, de manière qu'elle acquerra une brillante apparence, et même une sorte de croûte légère, surtout si l'on introduit dans la préparation une plus grande quantité de mastic.

» Quant à la préparation des membres et de toutes les parties qui en dépendent, on doit observer un procédé particulier; il faut bien sécher les vases, quelle que soit leur matière, et y placer ensuite des bagues bien appropriées à la cavité, et préalablement enduites de suif, qu'on retire avec soin quelques jours après. Ainsi, les membres, grands et petits, doivent être placés dans du coton bien imbibé de suif, être étendus dans toute leur longueur, comme, par exemple, on étend les toiles des vaisseaux capillaires sur des bâtons enduits de suif, d'où on les retire facilement à l'aide d'un peu de feu qu'on place au-dessous, et qui fait ainsi fondre le suif.

» Mais j'en ai assez dit pour cette fois ; peut-être, plus tard, aurai-je une occasion plus favorable de rapporter d'autres faits semblables et même plus admirables ; car j'ai vu chez Swammerdam, dont j'ai parlé plus haut, diverses pièces embaumées avec tant de talent, qu'outre toutes leurs propriétés naturelles, elles avaient aussi celle d'être continuellement molles et flexibles ; je dois m'en tenir à la transmission de ce procédé, pour ne point diminuer l'éclat de la belle œuvre que je viens de décrire, en en introduisant une encore plus belle sur la scène, etc. »

Gannal nous fait connaître qu'il fut séduit par la précision des détails fournis par Strader et qu'il expérimenta les procédés de Swammerdam. Mais il ne fut pas plus heureux avec lui que Geoffroy ne l'avait été avec Ruysch, un siècle auparavant. Malgré le lyrisme de Strader, je ne crois pas aux corps endurcis par Swammerdam, avec leurs formes et leur couleur naturelle. Il n'est parvenu jusqu'à nous aucun témoignage matériel de ces résultats admirés.

De Bils, hollandais, comme les auteurs précédents, se vantait également d'avoir un procédé pour conserver toutes les parties du corps humain. Après sa mort, le manuscrit qu'il avait laissé sur ce sujet fut remis à Pallas, qui s'empressa de le publier, et nous le trouvons inséré dans le tome LIII de l'ancien *Journal de médecine, chirurgie et pharmacie.*

« L'auteur conseille d'avoir une caisse d'étain sans couvercle, ayant huit pieds de longueur, deux de largeur et trois de hauteur ; cette caisse est renfermée dans un autre de bois de chêne très-sain, dont les jointures sont maintenues solidement par des bandes de fer ; elle doit fermer exactement et être munie d'un fort couvercle.

On met dans la caisse d'étain soixante livres d'alun de Rome, autant de poivre, et cent livres de sel gemme. On verse sur ce mélange seize cents livres d'excellente eau-de-vie, avec environ huit cents livres de bon vinaigre. Après avoir bien agité ce mélange avec une spatule de bois, on le laisse macérer pendant une ou deux heures. Pendant ce temps, on fait l'incision cruciale assez grande pour que la liqueur puisse imprégner toutes les cavités. On pratique une autre incision cruciale à l'occiput et l'on en enlève une pièce de l'os, sans rien enlever de l'intérieur du crâne. Pour augmenter l'effet antiseptique de la liqueur, on peut injecter de l'eau-de-vie dans les intestins et les nettoyer ainsi. Après cela, on enveloppe le corps dans une toile fine qu'on lie avec un cordon de soie, au-dessus de la tête et des pieds. Alors on le suspend dans la liqueur au moyen d'un cordon de soie, des pieds et de la tête, qu'on fixe sur un cadre de bois, de manière que le corps soit recouvert d'environ deux pieds de liqueur.

« On étend ensuite sur la caisse d'étain des

couvertures de laine bien épaisses, on y baisse le couvercle de bois et on lute les jointures avec de la cire. Le troisième jour de l'immersion l'on en sort le mort et on l'y remet pendant vingt-sept autres jours. On le renverse alors sur le ventre pour en faire couler la liqueur et on lave les cavités avec de l'eau-de-vie. Après avoir remué le mélange, on y replace le corps, en ayant soin de n'en point détacher les cheveux, l'épiderme ni les ongles, qui tiennent alors fort peu. Après les trente jours, on le place dans une autre caisse remplie de la même composition, et on l'y immerge pendant trente autres jours ; alors il est beaucoup plus ferme ; on peut le manier plus facilement, peigner les cheveux, etc. ; après avoir lavé la peau avec une éponge douce, on peut l'exposer à l'air plusieurs jours et l'habiller, si on le désire.

» Après que l'on a bien nettoyé la première caisse, on y verse la même quantité de vinaigre et d'eau-de-vie avec :

Aloès,
Myrrhe,   } de chaque, 44 livres.

Mastic,
Noix muscades,
Girofle,
Cannelle,

} de chaque, 20 livres.

Le tout en poudre.

» Le corps reste en macération dans ce mélange, pendant deux mois. Au bout de ce temps, on le lave avec la partie liquide de cette teinture alcoolique ; on replace dans le ventre tout ce qui a pu en sortir et on le fait sécher. Au moyen d'un feu doux on fait sécher les matières du bain ; on les fait servir de première couche pour le cercueil où le mort doit être conservé. Si l'on veut obtenir une momie incorruptible, on le fait sécher dans un petit local bien fermé, qu'on chauffe fortement. Dans cette sorte d'étuve, on brûle aussi tous les jours deux livres d'encens et de mastic ; de temps en temps, on doit retourner le corps et en essuyer l'humidité. La dessiccation, qui ne fait que rendre la momie plus parfaite, étant terminée, on la frotte avec un liniment composé de :

Ambre gris,	6 onces.
Baume du Pérou,	8 onces.
Huile de cannelle,	4 onces.

» On la place alors dans une caisse d'étain, renfermée dans une autre de plomb. »

Le procédé de De Bils devait assurément être efficace. Mais que nous faut-il penser de la science qui s'honorait d'avoir à sa disposition des moyens aussi longs qu'ils étaient difficiles, ingrats et répulsifs?

De telles méthodes ne pouvaient jamais entrer dans la pratique de tous les jours. Il fallut instituer une opération plus simple, plus rapide, plus en rapport avec les mœurs publiques.

Pénicher nous fait connaître le but qu'on dut se proposer d'atteindre, dans les termes et suivant les idées du temps. Langage et théories, tout nous paraît étrange aujourd'hui dans cette science, sortant encore des ombres du moyen âge.

On composa des baumes. Le baume est alors formé « de différentes mixtures, tant solides que liquides, propres à empêcher la pourriture, soit par la vertu aromatique des soufres et des sels volatils, des médicaments qui entrent dans sa composition, soit par une amertume considérable, qui consiste en des particules très-pénétrantes, dont la propriété est de conserver et d'atténuer les parties crues qui disposent et précipitent le cadavre à la corruption, soit par les remèdes qui dissipent et absorbent toutes les humidités putréfiantes, soit par leur viscosité, qui agglutine les parties qui se fermenteraient et se raréfieraient trop facilement, soit enfin par leur astriction, qui, fixant ces mêmes parties, empêche la résolution du tout ».

On comprend que, pour remplir des indications aussi variées, aussi subtiles et aussi délicates, il fallait avoir recours à un grand nombre de moyens. Aussi ne pourrait-on jamais imaginer aujourd'hui la réunion bizarre des substances qui furent appelées à l'honneur d'entrer dans les formules des baumes. Un thé, demeuré célèbre à la scène comique, ne pourrait en donner encore une idée.

Il y entrait des racines d'angélique, d'impératoire, de *galanga*, d'*acarus*, de carline, de *cariophyllata*, de gentiane, d'*enula-campana*, de valériane, de flambe, de *calamus aromaticus*, de gingembre, de pyrèthre, de *cyperus*, de dictame. Il y avait le bois de rose, le sassafras, le gaïac, le genièvre, le buis, le tan, la *cassialignea*, la noix de galle, la coloquinte, le macis. On y trouvait les semences d'anis, de cumin, de fenouil, de cardamome ; les écorces d'orange, de citron, de cannelle. J'en passe, et des meilleurs, tels que la muscade, le poivre long blanc et noir, le girofle, sans oublier les feuilles de laurier et bien d'autres, comme le serpolet, la marjolaine, le basilic, la sariette, le pouliot, l'origan, jusqu'à l'humble camomille, jusqu'à la populaire lavande, et encore, etc.

Tous les règnes de la nature étaient mis à contribution. On employait la chaux, le plâtre, le sel gemme, l'alun, le salpêtre, les cendres gravelées, le froment brûlé. On y incorporait la résine, la poix de Bourgogne, la poix navale, l'*asa-fœtida*, la myrrhe, l'aloès, la térébenthine, le musc, le castor, le bitume de Judée, l'*asphaltum*, le *pisasphaltum*. On y ajoutait les teintures d'ambre, de styrax, de benjoin, les huiles et l'esprit-de-vin, distillés avec les plantes ou les gommes dont je viens de faire la surprenante énumération. N'oublions pas les onguents, les sparadraps, les taffetas et les toiles cirées, les grosses éponges, les quatre livres d'étoupes pour essuyer le sang et embrasser les poudres, le coton pour la bouche, le nez et les oreilles, la grosse brosse pour frotter le corps de liniments, les bandes qu'on y trempait pour l'envelopper, du ruban de soie, de couleur noire, blanche ou violette, selon le sujet; plus, cinq toises de cordes pour lier le corps dans la toile, plus, un cercueil de plomb dans un cercueil de bois; plus, un baril pour les intestins.

J'ai hâte de terminer cette fastidieuse nomenclature et de laisser enfin à Pénicher le soin de décrire le triste manuel qui mettait en œuvre les ressources de cette indigeste pharmacopée du temps :

« Il y a plusieurs manières d'embaumer.

» La première, qui est tirée de l'Écriture sainte, n'empêchait pas que les corps ne fussent bientôt altérés, puisque l'on n'ôtait pas les viscères qui causent la corruption.

» La seconde est celle où l'on se contente de vider et de nettoyer seulement les cavités qui contiennent les entrailles, le cerveau et les autres parties nobles, les remplissant ensuite de poudre aromatique, avec des étoupes et du coton.

» La plus usitée et la plus parfaite qui se pratique est la troisième, qui consiste à faire des incisions à toutes les parties du corps, comme nous en parlerons dans la suite.

» On en pourrait ajouter une quatrième, qui n'a pas lieu à l'égard des corps maigres et décharnés; elle ordonne d'ôter les graisses et les chairs, en sorte qu'il ne reste que la peau et les os. Cette façon n'était pas inconnue aux Égyptiens, et je l'ai fait mettre plusieurs fois en usage; mais ce travail est laborieux et demande un habile chirurgien.

» Enfin, il y a une dernière méthode d'embaumer les corps, laquelle s'exécute en faisant de petites ouvertures à certaines parties, sous les aisselles, aux aines et à l'anus, selon l'ancien usage des Égyptiens. Pour commencer cette importante opération, il faut, premièrement, que le chirurgien qui a l'honneur d'être employé à embaumer un roi ou quelque prince souverain, sous les ordres de son premier médecin, en pré-

sence des officiers de la couronne, fasse avec le
bistouri quelque taillade à la plante des pieds,
afin d'éprouver par cette opération si le sujet
dont il veut ouvrir le corps est véritablement
décédé ; ce qui est un moyen plus sûr que les
onctions que l'on pratiquait autrefois en pareille
occasion pour réveiller les esprits animaux que
l'on soupçonnait de n'être qu'assoupis. Il fera
ensuite une longue incision, depuis la partie
supérieure du sternum, pour donner moyen
d'examiner les parties de la poitrine et de chercher la cause de la maladie et de la mort, afin
d'en faire un rapport fidèle qu'on donnera par
écrit, étant fait de concert avec les médecins et
les chirurgiens du roi présents. Il ôtera toutes les
parties qui sont contenues dans cette capacité du
corps ; après, il descendra au bas-ventre, dont on
examinera toutes les parties, qu'il tirera dehors
pour cet effet, retirant tout ce qui est disposé à
la pourriture. Les parties qui doivent être ôtées
sont, entre autres, le gosier, qui comprend la
trachée et l'œsophage ; la langue, les yeux, les
poumons, le cœur, qui sera tiré de son péricarde

pour être embaumé séparément, ainsi qu'il se
pratique d'ordinaire; l'estomac, le foie, la rate,
les reins, les intestins, le cerveau, les membranes; les graisses, le sang, les sérosités, les éponges et autres matières qui auront servi durant le
travail, mettant toutes ces choses dans un baril
pour être portées au lieu destiné. Je sais qu'il y
a des auteurs qui ordonnent d'extirper les parties
génitales aux deux sexes; mais, outre que ce
serait défigurer le corps d'un homme, ces parties
se peuvent conserver aussi bien que les autres,
et, d'ailleurs, nous devons avoir du respect pour
les instruments qui nous ont donné l'être. — Le
chirurgien, ayant vidé ces cavités, doit travailler
à la tête, de laquelle il sciera le crâne, ainsi qu'on
a coutume de faire pour les démonstrations anatomiques; et après qu'il aura examiné le cerveau
et qu'il l'aura enlevé, l'apothicaire lavera exactement et fortement les cavités du crâne avec du
vin aromatisé et de l'esprit-de-vin; ensuite, il les
remplira avec de la poudre qu'il aura préparée,
et avec du coton ou des étoupes imbibées de
quelque baume liquide, de manière qu'il y ait

plusieurs couches de cette poudre et de ces
étoupes alternativement appliquées les unes sur
les autres ; après quoi, on rejoindra les os du crâne
séparés, et on recoudra la peau. Il frottera ensuite toute la tête d'un des baumes liquides, et
bassinera très-souvent le visage avec les mêmes
baumes ; il couvrira la tête d'un bonnet ou d'une
coiffe, qui sera cirée et profonde, après qu'il aura
insinué dans les narines, dans la bouche, dans les
orbites des yeux et dans les oreilles, du coton
imbibé et chargé de baume en liqueur, des huiles
de muscade et de girofle ; il travaillera au bas-
ventre, qui sera lavé avec le même vin aromatisé, puis avec de l'esprit-de-vin, et il le frottera
de quelqu'un des baumes susdits, et enfin il le
farcira abondamment de poudres et d'étoupes,
jusqu'à ce que toutes ces matières, distribuées les
unes entre les autres, forment la grosseur naturelle du ventre que le chirurgien recoudra. Le
chirurgien prendra garde que la dissection soit
faite dans les veines et dans les artères, afin d'en
épuiser le sang et les humidités ; ce qui sera
observé aux bras, aux mains, aux cuisses, aux

jambes, aux pieds, aux talons, aux bourses et aux
autres parties, comme au dos, aux épaules, aux
fesses, tournant pour cet effet le corps et lui
appuyant le ventre et la face contre la table ;
dans ces endroits épais et charnus, les incisions
seront longues, profondes, et en grand nombre,
en sorte qu'elles pénètrent jusqu'aux os, et lorsque les gros vaisseaux seront ouverts et purgés de
leur sang, le pharmacien répandra quantité de
poudre dans tous ces espaces, qu'on refermera
ensuite avec le fil et l'aiguille, après qu'ils auront
été arrosés et bassinés avec le vin aromatisé et
avec l'esprit-de-vin ; car il faut avoir le soin d'é-
tuver incessamment ces parties, en absorber, s'il
se peut, toutes les humidités, et les dessécher en
quelque façon avec l'éponge, avant que de les
frotter du baume liquide ou d'un des liniments,
et de les remplir avec les étoupes et lesdites poudres. Enfin, le tout sera recousu très-proprement,
afin que le corps ne soit pas méconnaissable ;
c'est pour cela que l'on ne doit pas faire d'incision
au visage, et l'on tâchera de conserver tellement
les traits qu'il puisse être facilement reconnu,

ainsi que je l'ai observé depuis peu à une ouverture qui fut faite au cercueil d'un évêque, qui
avait été embaumé il y avait plus de cinquante
ans, et dont le visage n'était point du tout défi-
guré. Pour cette raison, l'artiste se servira de
poudres fines, d'aloès, de myrrhe et d'autres ; à
l'égard du corps, il le frottera et oindra avec le
liniment qu'il aura préparé, y ajoutant de la poudre, dont il fera comme une pâte. — Et il faut
remarquer qu'à mesure qu'il achèvera d'embaumer chaque partie, le chirurgien doit la bander
avec des bandes de linge trempées dans le liniment,
en sorte qu'elles soient comme une espèce de cor-
set et en xiastre, qu'elles fassent plusieurs circonvolutions les unes sur les autres, pour tenir les
parties du corps serrées, et empêcher les aromates
de sortir des cavités qui en seront remplies ; ces
bandes doivent commencer par le cou, pour finir
aux pieds et aux mains ; elles seront longues et
larges pour bander le corps, les cuisses, les jambes et les bras, mais étroites et courtes pour les
doigts.

» Cela fait, on mettra la chemise, lavée comme

il a été dit ; on ornera le sujet des marques extérieures des dignités qu'il aura possédées durant
sa vie, et on l'ensevelira dans un drap de linge
imbibé de liniment qui servira de sparadrap, que
l'on nouera par les deux extrémités avec du
ruban, par-dessus quoi on l'enveloppera de la
toile cirée, qui sera liée très-étroitement avec de
la corde. Enfin, on le déposera dans le cercueil,
dont on remplira tous les intervalles vides avec
ce qui sera resté de la poudre, s'il y en a, ou avec
des paquets d'herbes aromatiques séchées ; on le
fermera et on le soudera avec toute l'exactitude
possible. On appliquera par dehors une plaque de
cuivre, ou d'un autre métal durable, sur laquelle
on aura fait graver une inscription convenable
pour servir de mémoire à la postérité. Le cercueil sera mis dans un autre de bois, que l'on
couvrira si l'on veut d'un drap mortuaire.

» Ce travail étant achevé, on viendra au cœur
qui, comme j'ai déjà dit, est embaumé séparément. On suppose donc qu'ayant été tiré de sa
place, détaché du péricarde et ouvert par ses
deux ventricules, lavé plusieurs fois d'esprit-de-

vin et bien nettoyé du sang caillé et des autres impuretés qui pourraient y être attachées, on l'aura fait tremper durant les opérations précédentes dans d'autre esprit-de-vin, ou dans de l'huile de térébenthine distillée. L'apothicaire reprend donc ce viscère ainsi préparé ; il remplit ses ventricules avec les poudres d'aloès, de myrrhe, de benjoin, de styrax ; il peut même le frotter d'huile ou d'essence de muscade, de girofle, de cannelle, comme aussi de teintures d'ambre gris, de musc, de civette ; puis, après, il l'ajustera dans du coton parfumé, pour contenir les poudres qui feront, avec les huiles, comme une pâte, et on le mettra dans un petit sac de toile cirée et aromatisée de quelqu'une des susdites essences, dont on frottera aussi la boîte où il doit être enfermé, tant intérieurement qu'extérieurement, et on la soudera comme il faut, pour être enveloppée dans un taffetas d'une certaine couleur, lequel sera pareillement imbibé et frotté des essences ou teintures, et noué de rubans de la même couleur ; la couleur violette est celle qui est convenable pour les ecclésiastiques.

» Je me souviens d'avoir embaumé le cœur d'un abbé de qualité, qui était d'une vie exemplaire : l'odeur qui s'en exhalait était *si suave et si agréable*, *qu'elle parfuma pendant plusieurs mois le chœur du couvent des Dames-Religieuses où il avait été porté.*

» Le corps et le cœur étant ainsi embaumés, il ne nous reste plus qu'à parler des entrailles, des poumons, du cerveau, etc. Pour nettoyer plus aisément ces viscères, on coupera les intestins en long, on fera des incisions aux poumons, à la rate, à la matrice et aux autres parties qui étaient contenues dans le corps; on les nettoiera du sang, des sérosités et des autres saletés qui les pourriraient en peu de temps ; puis, on les lavera avec d'excellent esprit-de-vin, étant auparavant lavés avec d'autres liqueurs; on les arrangera après dans le baril, en sorte que la poudre couvre premièrement le fond, mettant une partie des viscères sur cette première couche, et ensuite un second lit de poudre, et l'on continuera ainsi à mettre les viscères et les poudres, alternativement et par lits, jusqu'à ce que le baril soit presque plein, observant que le premier lit soit de cette poudre préparée, qu'on ne doit pas épargner en cette rencontre. Ce baril, qui doit être de plomb, sera enfermé dans un second qui sera de bois, que l'on enfoncera et poissera exactement (on ne se servit que d'un baril de bois pour Henri III, roi de France).

» Enfin, lorsqu'on doit exposer le corps en public dans le lit où il est décédé, l'on lave le visage avec de l'esprit-de-vin, et avec du véritable baume on le rafraîchit très-souvent ; mais quand il faut qu'il soit exposé sur un lit de parade pour y rester plusieurs jours, on se contente d'ordinaire de le faire mouler en cire, et de montrer seulement sa figure.., pendant que le corps est sous le lit, embaumé dans un cercueil.

» Mais, pour tous les autres sujets, ceux qui doivent être transportés, on s'écartera le moins possible des prescriptions suivantes. Après avoir vidé le cerveau par un large trépan fait au derrière de la tête, avoir ôté les viscères, le gosier, les membranes, scarifié les parties charnues et les avoir purgées du sang et des autres sérosités, on

doit mettre le cadavre dans une des lotions ou
dans une des saumures décrites au chapitre V,
dont on choisira les matières selon le lieu et la
saison où l'on se trouvera ; et, au bout de quelques jours de macération, le sujet étant bien
égoutté, on insinuera dans le vide du crâne de la
cire neuve fondue ; après quoi, on remettra la
pièce du crâne enlevée ; on recoudra la peau, on
emplira pareillement la poitrine et le bas-ventre
de cire fondue, et on les recoudra ; ensuite on
appliquera dans les scarifications des poudres,
des aromates ou des herbes que le pays pourra
fournir ; on bandera le corps exactement avec
des bandes de toile imbibées dans un des liniments susdits, et, au défaut, dans de la térébenthine, ou dans une teinture de myrrhe et d'aloès,
dont on le frottera avec de grosses brosses ; ensuite de quoi, on placera le cadavre (ainsi qu'on
l'a fait à ceux d'Alexandre et d'Agésilaus) dans
un cercueil rempli de bon miel, de sorte qu'il en
soit partout pénétré et environné tant par dedans
que par dehors ; et après qu'on aura mis ce cercueil bien soudé dans un autre de bois qui sera

bien poissé, on le transportera au lieu destiné. Là, on le lavera avec de l'esprit-de-vin avant de le montrer au public. »

Plaçons maintenant sous le yeux deux procès-verbaux d'embaumements du temps, afin de faire bien comprendre l'enchaînement de ces opérations.

EMBAUMEMENT DU PAPE ALEXANDRE VI.

Le ventre fut d'abord ouvert jusqu'à la poitrine, en ayant bien soin de ne pas percer les intestins ; on les sortit du corps, ainsi que le foie, la rate, le cœur, les poumons, les reins, la langue ; on les lava, et après les avoir incisés, on les plaça dans un vase. On épongea ensuite soigneusement le corps pour le sécher ; on lava ensuite l'intérieur avec de l'eau-de-vie ; on épongea de nouveau, et l'on répéta jusqu'à quatre fois cette opération ; on remplit ensuite le ventre d'une poudre composée :

de myrrhe,	de santal,
d'aloès succotrin,	de bois d'aloès,

d'aloès caballin,	de cumin,
de suc d'acacia,	d'alun calciné,
de macis,	de sang-dragon,
de noix de galle,	de bol d'Arménie,
de musc,	de terre sigillée.

Du tout, parties égales.

On mit successivement dans le ventre une couche de cette poudre et une couche de coton, jusqu'à ce que que cette cavité fût remplie. Après l'avoir cousu, ils remplirent la bouche de cette poudre. Ils trempèrent ensuite du coton dans un mélange fait avec du baume et un blanc d'œuf, et en bouchèrent l'anus, les oreilles, la bouche et le nez ; ils enveloppèrent ensuite tout le corps d'un sparadrap fait avec de la cire et de la térébenthine.

PROCÈS-VERBAL DE L'EMBAUMEMENT FAIT POUR Mme LA DAUPHINE PAR M. RIQUEUR, APOTHICAIRE DU ROI ET DE CETTE PRINCESSE, ACCOMPAGNÉ DE M. SON FILS AINÉ, REÇU EN SURVIVANCE EN LA CHARGE D'APOTHICAIRE DU ROI.

Cet embaumement s'est exécuté avec tout le désintéressement, l'habileté et la prudence qu'on a pu désirer, en présence de M. d'Aquin, alors premier médecin du roi ; de M. Fagon, premier médecin de la feue reine, et qui l'est présentement du roi ; de M. Petit, premier médecin de monseigneur le dauphin ; de M. Moreau, premier médecin de feu madame la dauphine ; de M. Félix, premier chirurgien du roi ; de M. Clément, maître chirurgien de Paris et accoucheur de ladite princesse. M. Dionis, son premier chirurgien, opérait, étant aidé de M. Baillet, chirurgien ordinaire, et d'un autre chirurgien du commun ; madame la duchesse d'Arpajon, sa dame d'honneur, madame la maréchale de Rochefort, dame d'atour, et plusieurs femmes présentes.

DESCRIPTION DU BAUME FAIT POUR Mme LA DAUPHINE.

Racines d'iris de Florence, 3 livres.

Souchet, 1 livre 1/2.

Angélique de Bohême, gingembre, calamus aromaticus, aristoloche, de chaque 1 livre.

Impératoire, gentiane, valériane, de chaque 1/2 livre.

Feuilles de mélisse, basilic, de chaque 1 livre 1/2.

Sauge, sariette, thym, de chaque 1 livre.

Hysope, laurier, myrrhe, marjolaine, origan, de chaque 1/2 livre.

Auronne, absinthe, menthe, calament, serpolet, jonc odorant, scordium, de chaque 4 onces.

Fleurs d'oranger, 1 livre 1/2.

Lavande, 4 onces.

Semences de coriandre, 2 livres 1/2.

Cardamome, 1 livre.

Cumin, caris, de chaque 4 onces.

Fruits et baies de genièvre, 1 livre.

Girofle, 1 livre 1/2.

Muscade, 1 livre.

Poivre blanc, 4 onces.

Oranges séchées, 3 livres.

Bois de cèdre, 3 livres.

Santal citrin rose, 2 livres.

Écorces de citron, d'orange, de cannelle, de chaque 1/2 liv.

Styrax, calamite, benjoin, oliban, de chaque 1/2.

Myrrhe, 2 livres 1/2.

Aloès, 4 livres.

Sandaraque, 1/2 livre.

Esprit-de-vin, 4 pintes ; — de sel, 4 onces.

Térébenthine de Venise, 3 livres.

Baume de copahu, 1/2 livre.

Baume du Pérou, 2 onces.

Toile cirée.

Le cœur, après avoir été vidé, lavé avec de l'esprit-de-vin et desséché, fut mis dans un vaisseau de verre avec cette liqueur ; et ce même viscère, ayant été ensuite rempli d'un baume fait de cannelle, de girofle, de myrrhe, de styrax et de benjoin, fut enfermé dans un sac de toile cirée de sa figure, lequel fut mis dans un cœur ou boîte de plomb, qu'on souda aussitôt pour être donné à madame la duchesse d'Arpajon, qui le mit entre les mains de monseigneur l'évêque de Meaux, premier aumônier de feu madame la Dauphine, qui le porta ensuite au Val-de-Grâce. L'ouverture du corps fut faite le plus exactement qui se puisse par M. Dionis, son premier chirurgien ; M. Riqueur remplit toutes les capacités d'étoupes et de baume en poudre. Les incisions furent faites le long des bras jusque dans les mains, lesquelles furent munies de cette poudre aromatique, après qu'on eut exprimé tout le sang et qu'on les eut lavées avec de l'esprit-de-vin ; on en fit autant aux cuisses, qui furent incisées de part et d'autre depuis les reins jusque sous les pieds, et le tout fut proprement recousu. — On se servit d'une grosse brosse pour frotter le corps d'un baume liquide et chaud, fait avec de la térébenthine, du styrax et des baumes de copahu et du Pérou, comme il est dosé ci-devant. Chaque partie fut enveloppée avec des bandelettes trempées dans l'esprit-de-vin ; l'on mit autant que l'on put de ladite poudre aromatique entre le corps et les bandelettes. Le corps fut revêtu d'une chemise et d'une tunique religieuse et environné d'autres marques de dévotion particulière, comme d'une petite chaînette de fer, au bout de laquelle il y avait une croix, que cette princesse gardait dans un coffre qu'elle avait fait apporter avec elle de Bavière. On l'enveloppa ensuite dans une toile cirée et on lia fort étroitement pour être posé dans un cercueil de plomb, au fond et autour duquel il y avait quatre doigts dudit baume en poudre. Ce cercueil, étant bien soudé, fut enchâssé en un autre de bois, tous les espaces vides ayant été remplis d'herbes aromatiques séchées. Les entrailles, bien préparées, furent mises dans un baril de plomb avec une grande quantité des mêmes poudres aromatiques; on le souda bien et on l'enferma dans un baril de bois.

Que pourrais-je dire de ces opérations? La lecture seule de leurs détails fait frémir, et je n'ose pas croire qu'aucune d'elles pût être pratiquée maintenant devant ceux qu'un sentiment affectueux porte à désirer un embaumement. Mais ce n'était pas assez pour ces méthodes d'être irrespectueuses et barbares, elles étaient encore sans valeur. Voici comment Pénicher juge celle qui prétendait se rapprocher le plus de l'embaumement égyptien :

« Les auteurs qui se vantent d'avoir embaumé sans vider les grandes cavités et en se contentant d'injections par la bouche, par l'anus ou par des trous pratiqués sous les aisselles, seraient embarrassés de montrer des résultats satisfaisants d'embaumements aussi superficiels; car tôt ou tard ces cloaques surmonteront tout ce que l'embaumeur aura eu d'industrie, et tout ce qu'il aura fait de dépenses pour vaincre la mauvaise impression.

» En peut-on souhaiter une preuve plus singulière que ce qui arriva dans l'église des RR. PP., il y a quelques années, à l'égard du corps d'une dame de première qualité? Il avait été mis dans un cercueil de plomb, enfermé dans un autre de bois de noyer, et placé dans un mausolée de marbre bien cimenté; après que, pour l'exécution du testament, on l'eut embaumé et enveloppé avec deux cents livres de parfums et d'aromates, on avait fait une ouverture par laquelle on avait insinué jusqu'à deux barils d'esprit-de-vin aromatisé, en sorte que le corps était entièrement submergé. Néanmoins, au bout de douze ans ou environ, il rendit une odeur si maligne et si dangereuse, au travers des crevasses qui se firent au cercueil, par la force de ces drogues, qu'un des religieux, qui disait alors la messe dans la chapelle, en tomba malade jusqu'à l'extrémité, et que les assistants furent contraints de se retirer, ne pouvant en supporter la puanteur.

» Les religieux furent contraints d'exhumer le corps, après en avoir obtenu la permission de monseigneur l'archevêque et de la famille; ils le placèrent dans leur jardin et le couvrirent avec quantité de chaux vive dans une fosse; et parce qu'elle ne consumait pas les chairs qui étaient composées de parties huileuses, sulfurées et résineuses, il fut nécessaire de décharner le corps pour remettre le squelette dans le mausolée, tant la mauvaise qualité des entrailles et des viscères, qui s'étaient corrompus, avait surmonté la bonté du baume.»

Mais cette décomposition n'atteignait pas seulement les méthodes d'embaumement sans extraction d'organes, comme semble le croire Pénicher. Les autres procédés qu'il décrit avec complaisance n'offraient guère de meilleures garanties de conservation. Les tombes de cette époque, n'ont rendu le plus souvent ques des amalgames informes d'os et de poudres noires plus ou moins altérées elles-mêmes. Comme toute cette lourde science était loin de la simplicité et de la sûreté de l'embaumement égyptien qu'elle voulait imiter pompeusement. Les Égyptiaques européens ne s'inquiétaient même pas de la dessiccation. Ils concentraient sous leurs vernis et sous leur sparadrap imperméable les liquides que les tissus retenaient encore et qui devaient être la condition d'une fermentation prochaine.

Des procédés semblables ont pu, cependant, être transmis jusqu'à nous. Car, si les progrès de la chimie moderne réussirent à leur donner un peu plus d'efficacité, ils ne changèrent pas encore leur triste manuel.

DE L'EMBAUMEMENT CHAUSSIER

Dans les premières années de notre siècle, le professeur Chaussier, de l'École de médecine de Paris, reconnut les propriétés antiseptiques du deuto-chlorure de mercure. Une dissolution dans l'eau ou dans l'alcool de cette substance conservait parfaitement les parties du corps plongées dans son sein. Ce résultat est obtenu par la combinaison du sel métallique avec la substance animale. Le composé nouveau se desséchait rapidement à l'air libre et se trouvait désormais à l'abri de toute putréfaction, des attaques des insectes et de l'action de l'humidité atmosphérique.

La découverte de Chaussier fut promptement introduite dans les embaumements. Elle constituait un principe nouveau sur lequel l'art tentera plus tard de s'établir. En effet, jusqu'à ce jour, l'embaumement du corps humain avait reposé sur la dessiccation de ses tissus ; bientôt il aura pour fondement leur combinaison avec telle ou telle substance chimique qui les rendra incorruptibles, sans dessiccation préalable. Cette nouvelle direction pouvait se plier heureusement aux convenances et à la délicatesse des mœurs modernes. Il n'en fut rien pourtant, dès son apparition. Le manuel de sa mise en pratique était à trouver, et l'embaumement fut encore exécuté suivant l'odieux procédé que nous avons fait connaître.

Voici, en effet, comment Boudet, pharmacien, chargé officiellement de l'embaumement des sénateurs du premier Empire français, rend compte de ses opérations :

« On prépare pour cette opération :

» 1° Une poudre composée de tan, de sel décrépité, de kina, de cannelle et autres substances astringentes et aromatiques, de bitume de Judée, de benjoin, etc ; le tout, mêlé et réduit en poudre fine, est arrosé d'huile essentielle : le tan forme la moitié du poids, et le sel le quart ;

» 2° De l'alcool saturé de camphre ;

» 3° Du vinaigre camphré avec de l'alcool de camphre ;

» 4° Un vernis que l'on peut composer avec le baume du Pérou et celui de copahu, le styrax liquide, les huiles de muscade, de lavande et de thym, etc. ;

» 5° De l'alcool saturé de muriate suroxygéné de mercure.

» Tout étant préparé, on ouvre les cavités par de grandes incisions, et on extrait les viscères ; on incise crucialement les téguments du crâne, et on scie les os circulairement, et on enlève le cerveau ; on ouvre le tube intestinal dans toute sa longueur et on pratique aux viscères des incisions profondes et multipliées ; on lave le tout à grande eau ; on exprime, puis on lave encore avec le vinaigre camphré, et enfin avec l'alcool camphré. Toutes les parties internes, ainsi préparées et roulées dans la poudre composée, sont prêtes à remettre en place. — On pratique alors des incisions multipliées aux surfaces internes des grandes cavités, et suivant la longueur de

tous les muscles ; on lave toutes les parties et on
les exprime avec soin ; on fait succéder aux
lotions simples celles de vinaigre et d'alcool camphré ; on applique alors avec un pinceau la dissolution alcoolique de sublimé dans toutes les incisions ; il se produit beaucoup de chaleur, les
muscles blanchissent, et la surface est promptement sèche. Cela fait, on applique une couche
dans toutes les incisions internes, et on les remplit avec la poudre ; on vernit aussi toute la face
interne des cavités, et on applique une couche
de poudre qui adhère au vernis ; on replace alors
chaque viscère dans son lieu, en ajoutant autant
de poudre qu'il en faut pour combler les vides,
et l'on recoud les téguments, avec la précaution
de vernir et de saupoudrer la face interne de
ceux qui se réappliquent sur les os. Toutes les
cavités étant refermées, on vernit les incisions
extérieures et on les remplit de poudre ; on vernit
aussi toute la surface de la peau, et on applique
une couche de poudre qui adhère généralement.
Le cadavre, ainsi embaumé, on appose sur chaque
partie, en y comprenant le visage, des bandages

méthodiques qui compriment généralement et recouvrent tous les points ; on vernit le premier bandage, on applique une couche de poudre, et enfin un second bandage que l'on vernit aussi ; quand le corps est déposé dans un cercueil de plomb, et tous les vides remplis par la poudre composée, on soude le couvercle, et l'opération est achevée. »

Cet embaumement offrait sans doute un peu plus de sécurité dans ses résultats, mais il était toujours une servile imitation des traitements déplorables dont nous avons parlé. Le deuto-chlorure de mercure était mis en contact avec les tissus d'une manière grossière et certainement insuffisante. Ceux qu'il n'avait pas touchés se trouvaient emprisonnés, à leur état ordinaire, sous les couches de vernis et sous des bande-lettes imperméables pour y subir une fermenta-tion certaine. On s'efforçait de prévenir le contact de l'air, quand l'air aurait peut-être évaporé l'humidité de ces tissus, imparfaitement trans-formés par le réactif chimique.

Le procès-verbal de l'embaumement du roi

Louis XVIII va nous fournir un exemple remarquable de la réunion irrationnelle et toujours barbare des faits d'un embaumement dans les premières années de notre siècle.

PROCÈS-VERBAL DE L'EMBAUMEMENT DE LOUIS XVIII, ROI DE FRANCE.

Extrait des procès-verbaux de l'ouverture et de l'embaumement du feu roi Louis XVIII.

(*Répert. génér. d'anat. et de physiol. pathol.*, vol. VIII, p. 36, in-4°, Paris, 1829.)

PROCÈS-VERBAL DE L'EMBAUMEMENT, p. 40.

Aujourd'hui, 17 septembre 1824, immédiatement après l'ouverture du corps du feu roi Louis XVIII, et conformément aux instructions qui nous ont été données par M. le marquis de *Brézé*, grand-maître des cérémonies de France, nous, soussignés, avons procédé à l'embaumement de la manière suivante :

1° Le cœur du feu roi, après avoir été lavé et macéré pendant quatre ou cinq heures dans une solution alcoolique de deuto-chlorure de mercure ou sublimé corrosif, et avoir été rempli et environné d'aromates choisis, a été renfermé dans une boîte en plomb, portant une inscription indicative de l'objet précieux qu'elle renferme.

2° Les viscères des trois grandes cavités du corps, après avoir été incisés, lavés et macérés pendant six heures dans la solution susdite, ont été pénétrés, remplis et environnés d'aromates, et enfermés dans un baril en plomb portant une inscription indicative des parties qu'il renferme.

3° La totalité de la surface du corps et celle des grandes cavités a été lavée successivement avec une solution de chlorure d'oxyde de sodium et avec une dissolution alcoolique de deuto-chlorure de mercure.

4° Les parties charnues, tant du tronc que des membres, ont été incisées largement et profondément ; elles ont été lavées ensuite avec les solutions susdites.

5° Les surfaces du corps, celles de ses cavités et des incisions ont été enduites à plusieurs reprises d'un vernis à l'alcool.

6° Toutes les cavités ont été remplies de poudres formées d'espèces aromatiques et résineuses variées.

7° Ces cavités ont été fermées par l'application de leurs parois, soutenues au moyen de sutures nombreuses.

8° Les membres, le bassin, le ventre, la poitrine, le col et la tête ont été successivement entourés de plusieurs bandes méthodiquement appliquées.

9° Toute la surface du corps ainsi enveloppée a été couverte de plusieurs couches de vernis.

10° Sur ce vernis ont été appliquées des bandes de diachylon gommé.

11° Sur les bandes de diachylon d'autres bandes de taffetas vernissé ont été appliquées.

12° Enfin, une dernière couche de bandes a été appliquée sur le taffetas vernissé.

13° L'embaumement terminé, la tête du feu roi a été couverte d'un bonnet, son corps d'une chemise, ses bras et sa poitrine d'un gilet à manches en soie blanche ; tout le corps d'un linceul de batiste.

C'est dans cet état que le corps du roi a été remis à M. de *Brézé*, pour être déposé dans le

cercueil qui doit renfermer ses restes mortels à
Saint-Denis.

> *Signé :* PORTAL, ALIBERT, DUPUYTREN, FABRE,
> DISTEL, THÉVENOT, PORTAL (pour RIBES),
> AUVITY, BRESCHET, MURA, MOREAU, BAR-
> DENOT, VESQUE, DALMAS, DELAGENERRAYE.

Cependant les manœuvres violentes de l'embaumement blessaient toujours de plus en plus la
sollicitude des familles et maintenaient sa pratique dans des limites étroites, où les traditions
officielles l'imposaient beaucoup plus que le sentiment. On demandait de toutes parts des embaumements sans incisions, sans autopsies, sans
extraction d'organes, et d'habiles anatomistes
durent tenter d'obtenir un résultat plus conforme
au désir public. Un d'entre eux, qui honorait
déjà l'École de médecine de Paris et qui occupa
bientôt la chaire d'anatomie générale, Béclard,
fut chargé de l'embaumement du corps d'un
jeune homme de trente ans, et, pour remplir les
intentions des parents, apporta les modifications
suivantes aux procédés en usage :

« M. Béclard, chef des travaux anatomiques de l'École de médecine, a été chargé de la conservation du corps d'un jeune homme de trente ans, mort d'une fièvre hectique. Les parents désiraient le placer dans une cage de verre et *demandaient surtout qu'il ne fût point ouvert*. Malgré le désavantage de cette dernière circonstance, M. Béclard a réussi dans cette opération par le procédé suivant : *Les intestins ont été tirés, ouverts et nettoyés, dans une partie de leur longueur, par une petite ouverture pratiquée à l'abdomen*. On a pénétré dans la poitrine *par deux incisions* sous les aisselles, et l'on y a injecté de l'eau ; on a fait aussi *une petite ouverture* au crâne ; on a exprimé autant que possible le sang des veines abdominales et cutanées, on a injecté une solution mercurielle dans la trachée-artère et introduit du sel en substance dans toutes les cavités ; le cadavre a été ensuite plongé dans un bain saturé de sublimé. Dans le premier mois il a paru offrir quelques signes de putréfaction ; on a cru alors devoir introduire dans l'abdomen un instrument à l'aide duquel on a *incisé le péritoine* en différents points.

M. Béclard ayant déjà remarqué que les parties situées sous les membranes séreuses échappaien à l'action du sublimé, le corps a été retourné ; ot a fait quelques scarifications sur des points de la peau qui paraissaient verdâtres ; l'épiderme de la plante des pieds protégeait aussi les parties sous-jacentes ; *il a été enlevé ;* enfin, après deux mois de séjour dans le bain de sublimé, le corps en ayant été tiré par un temps sec et chaud, s'est desséché en peu de jours ; il se conserve depuis un an enfermé dans une boîte, sans exhaler aucune odeur et sans aucun signe d'altération. La peau est d'un gris plombé, et les traits de la face sont déformés par l'amincissement des lèvres et des joues. »

L'embaumement suivant, opéré sans les nombreuses incisions musculaires dont il a été question plus haut, donnera un nouvel exemple des efforts tentés pour éviter les graves mutilations que l'emploi de la méthode de Chaussier entraînait encore.

Dans une des campagnes d'Allemagne, sous le premier empire, le baron Larrey, chirurgien en

chef des armées, se chargea de diriger la conservation du corps du brave colonel Morland, atteint
d'un coup mortel dans une charge des plus brillantes. Ribes, également chirurgien des armées,
l'aida dans cette opération.

On enleva d'abord toutes les viscères par une
incision pratiquée le long de la crête iliaque
droite, et en coupant les attaches du diaphragme
et les canaux qui passent dans l'ouverture supérieure de la poitrine. Une couronne de trépan,
appliquée à la partie postérieure du crâne, permit
de vider le cerveau par des injections réitérées.
On vida également le globe de l'œil; après avoir
introduit du sublimé en nature dans toutes les
cavités, on tamponna celles de la face pour en
éviter l'affaissement, et l'on protégea les traits de
la figure par des compresses graduées et des
bandages méthodiques; tout le corps fut lui-
même enveloppé dans plusieurs draps et placé
dans une tonne remplie d'une dissolution avec
un excès de sublimé corrosif; en cet état, le tout
fut expédié pour Paris. Au bout de quelques mois,
on ouvrit le tonneau et l'on trouva le corps bien

conservé ; on l'exposa à l'air, et il se dessécha promptement. On eut le soin de remplir d'étoupes toutes les cavités. Les membranes de l'œil retirées au fond de l'orbite, firent place à des yeux d'émail. Les cheveux, les sourcils et les moustaches étaient conservés, les traits étaient reconnaissables, et le corps, verni avec soin et revêtu de ses habits, faisait une illusion douce et pénible pour ceux qui avaient connu cet excellent militaire. Maintenant encore, que plusieurs années se sont écoulées, le corps du colonel Morland, placé dans une armoire vitrée de la bibliothèque de M. Larrey, n'offre aucun signe d'altération et n'exhale aucune odeur.

Gannal, qui rapporte ces faits remarquables comme conservation par la méthode Chaussier, les critique cependant à cause du changement de coloration de la peau devenue brune, comme tannée, et offrant l'aspect général d'une membrane collée sur des os et sur des muscles desséchés. Ces remarques ne sauraient infirmer la valeur du procédé au deuto-chlorure de mercure. Si le corps du colonel Morland avait été inhumé avant sa dessiccation à l'air libre, il n'eût point contracté dans le sol humide la couleur que Gannal trouve défectueuse. Les embaumements de cet opérateur auraient eux-mêmes pris un semblable caractère s'ils avaient été desséchés.

Ce n'est donc pas de ce côté que la méthode de Chaussier fait défaut. Elle laisse à désirer par son manuel coupable toujours de mutilations nombreuses et d'une lenteur d'exécution impraticable dans le plus grand nombre des cas. Quand une opération exécutée par des mains aussi habiles offre des difficultés aussi sérieuses et demande des délais et un traitement aussi incompatible avec les usages publics, elle est condamnée à l'abandon malgré l'efficacité de ses moyens d'action.

DE L'EMBAUMEMENT GANNAL

En 1834, Gannal, pharmacien de 1re classe, saisit l'Académie des sciences et l'Académie de médecine de l'examen d'un procédé de conservation des corps humains destinés aux études anatomiques. Ce procédé consistait dans l'immersion des sujets dans une dissolution aqueuse de sel de nitre, de sel commun et d'alun, dissolution marquant 15° à l'aréomètre. Il n'était pas encore question alors de l'embaumement, c'est-à-dire de la conservation des corps destinés à la sépulture. Il ne s'agissait pas davantage d'injection artérielle comme moyen de mettre une substance chimique antiseptique en contact avec les tissus du corps.

Les idées qui devaient constituer un nouveau

mode d'embaumement étaient encore éparses dans la science et sans lien entre elles. Les expériences d'immersion conservatrice de Gannal furent l'occasion favorable qui les rapprocha dans un but déterminé. En premier lieu, les commissaires de l'Académie de médecine, à la place du bain préservatif, demandèrent que Gannal injectât sa liqueur dans le système artériel, comme on y injectait déjà depuis longtemps des liquides plastiques pour faciliter son étude. Cette expérience réussit aussi bien que l'immersion du corps et devint le point de départ d'un nouveau manuel opératoire. Enfin, dans le même temps, le docteur Tranchina, de Naples, fit connaître qu'en injectant dans les artères une dissolution d'acide arsénieux, il était parvenu à conserver les sujets destinés aux travaux anatomiques, et bientôt le gouvernement napolitain récompensa ces recherches avec munificence.

Appliquer à la fois l'injection et l'arsenic à l'embaumement, après ces conseils académiques et après les déclarations de Tranchina publiées par toute la presse scientifique, cela ne demandait pas assurément un grand effort d'imagination. Cependant l'esprit de routine est si difficile à remuer, et le progrès réalisé par l'injection paraissait si grand, auprès des mutilations dont on était alors coupable, qu'il faut savoir beaucoup de gré à Gannal de sa promptitude à s'assimiler et de son ardeur à propager une méthode que des intelligences moins alertes auraient laissée peut-être encore sans application. Le véritable auteur d'un procédé est celui qui lui fait produire tous ses résultats, et qui, de l'idéalité, le fait passer dans la pratique.

Le livre que Gannal publia sur les embaumements est une histoire confuse et sans critique de cette opération chez les anciens, une collection des recettes qui furent d'abord employées en Europe, et enfin, particulièrement, une exposition verbeuse de ses procédés relatifs aux salles de dissection et aux pièces d'anatomie normale et pathologique, procédés restés absolument inutiles. Quant à son embaumement, seul objet digne d'attention, ce livre est à peu près muet. Gannal se réserva l'application du procédé dont il se servit. Le brevet qu'il prit pour cela au Ministère des travaux publics porte la date du 11 avril 1837, date postérieure de plus de deux ans aux injections faites sous l'inspiration de l'Académie de médecine et aux injections arsenicales de Tranchina.

Le liquide conservateur de Gannal, liquide tombé depuis longtemps dans le domaine public, était préparé de la manière suivante. Il faisait dissoudre dans trois litres d'eau distillée 6 kilogrammes de sulfate d'alumine concret, et obtenait alors six litres d'un liquide marquant 32° à l'aréomètre de Baumé. Il ajoutait à ces six litres de liquide 125 grammes d'acide arsénique concret, lequel s'y dissolvait très-bien.

Pour pratiquer l'embaumement, Gannal plaçait le corps sur une table portative faisant partie de son matériel instrumental. Alors, par une incision sur un des côtés du cou, il mettait à découvert une des artères carotides primitives. Ce canal était ouvert, et dans cette ouverture il introduisait une canule dirigée vers le cœur et fixée ensuite dans l'artère par une ligature comprenant son bout et le vaisseau. Une seconde ligature était placée sur la même artère, au-dessus de la canule, afin d'empêcher le retour de l'injection par la partie supérieure alimentée par les nombreuses anastomoses des artères de la tête. Il poussait après cela vers le tronc, avec une seringue s'adaptant à la canule carotidienne, cinq à huit litres de la liqueur ci-dessus, jusqu'à ce que le gonflement du visage ou le renvoi des liquides de l'estomac conseillât de mettre fin à l'injection. Il passait alors sur le corps un vernis à l'alcool, et le plaçait ensuite sur des lames de plomb recouvrant le dos, la poitrine et l'abdomen. Des bandelettes de plomb étaient alors roulées autour des membres jusqu'à leurs extrémités. Des bandelettes de coton recouvraient ensuite celles de plomb, et se trouvaient elles-mêmes recouvertes par un bandage de taffetas gommé, et enfin par un bandage de toile. La tête restait libre ou enveloppée d'une calotte de plomb, sur laquelle on ajoutait la coiffure de la personne décédée. Les paupières étaient enfin abaissées ou soutenues par des yeux d'émail.

Les cercueils dans lesquels étaient déposés les corps embaumés par le procédé de Gannal étaient eux-mêmes l'objet de son attention. Ils devaient être de chêne, doublés d'un cercueil de volige, contenant un troisième cercueil de plomb. Dans ce cercueil, il disposait une couche de son ou de sciure de bois additionnée d'un kilogramme d'alun calciné par boisseau de poudre, et cette poudre était parfumée avec le mélange d'essences aromatiques suivant :

```
Essence de girofle. . . . .  500 parties,
      de carvi. . . . . . . . . 500
      d'aspic. . . . . . . . . . 500
      de lavande . . . . . . . . 500
      de camphre. . . . . . . . 150
      de teinture de musc. . .  33
```

Cette poudre avait pour effet, suivant lui, de produire dans le cercueil une atmosphère dépourvue d'oxygène, et cette propriété pouvait être, disait-il, rendue plus active par l'addition de l'hydrate de peroxyde de fer (*sic*). Le fond du cercueil étant garni de ce mélange, le corps embaumé y était déposé, et le cercueil de plomb était soudé. Sur le désir des familles, les cercueils pouvaient offrir, vers la région de la tête, une ouverture fermée par une glace, derrière laquelle le défunt était aperçu. Cette disposition pouvait flatter les familles et sembler une preuve de la sûreté de l'opération. Mais elle était illusoire. L'air enfermé dans le cercueil se charge de l'humidité transpirée par le corps, et cette humidité se condense en gouttelettes sur le plomb et sur le verre, dont elle trouble la transparence. D'un autre côté, les gouttes dont il est question retombent sur le visage à découvert, comme cela fut établi dans des exhumations de l'Académie de médecine, et altèrent l'aspect de la conservation.

Ce procédé nous paraît, sans doute, aujourd'hui, relativement bien compliqué. Cependant, en 1837, il offrait un progrès considérable sur la pratique usuelle des embaumements, par la suppression des autopsies et des mutilations, héritage grossier d'une ignorance séculaire. D'un autre côté, par sa valeur antiseptique, il était encore supérieur, non-seulement aux formules bizarres et radicalement impuissantes des Clauderus, des Durrius, etc., etc., mais encore à la mise en œuvre très-informe du procédé Chaussier. En effet, bien qu'il n'ait jamais subi l'épreuve de l'examen scientifique d'aucun corps savant, il n'est pas douteux qu'il pouvait assurer la conservation des corps sur lesquels il avait été pratiqué.

Des témoins oculaires d'exhumations faites dans les cimetières de Paris en ont témoigné suffisamment. D'ailleurs la composition chimique de ses liquides devait produire ce résultat. Nous avons vu que Tranchina conservait les sujets des études anatomiques par une injection d'acide arsénieux. La substitution de l'acide arsénique à l'acide arsénieux permettait, à cause de sa plus grande solubilité dans l'eau, d'introduire sous un plus petit volume de liquide une plus grande quantité d'arsenic, et, par là, d'assurer davantage la propriété conservatrice déjà reconnue de cette substance. Cette méthode fut acceptée avec empressement dans les familles, et parvint à con-

quérir une véritable popularité, sous la propa-
gande infatigable de son auteur.

Cette exposition du procédé Gannal ne serait
pas complète, sans quelques détails relatifs à
l'habillement et aux cosmétiques qu'il ajoutait à
sa pratique chirurgicale. En effet, Gannal est le
promoteur de l'opinion qui impose à l'embaumement la restauration des traits du visage, au point
de donner à la mort l'apparence d'un sommeil
tranquille. Or, comme les injections albumineuses, astringentes, décolorent et rendent les
tissus plus ou moins opaques en précipitant leurs
liquides albuminoïdes, Gannal avait recours, pour
couvrir cet effet, à l'emploi des diverses espèces
de fard et à tous les soins de toilette capables
d'éveiller cette illusion éloignée. Ses opérations
ont laissé le souvenir de la recherche particulière de tout ce qui pouvait à cet égard frapper
les yeux profanes et donner plus de relief à son
œuvre.

Cette direction était regrettable. La mort a des
austérités secrètes qui commandent le respect.
Elle enveloppe les traits d'une gravité que toutes

les frivolités blesseront désormais sans retour. Il ne faut toucher à ces moyens que d'une main très-légère.

DE L'EMBAUMEMENT DU Dr SUCQUET

A cette époque, des recherches d'hygiène publique sur l'assainissement des voiries de la ville de Paris me firent pressentir les grandes qualités antiseptiques du chlorure de zinc, et après les avoir constatées sur des animaux, je résolus d'en faire l'épreuve dans l'embaumement. Mais ici l'expérience était moins facile. Il fallait obtenir l'accès d'un amphithéâtre d'anatomie et la libre disposition des corps destinés à ces nouvelles études. Il y avait alors à la tête de l'École de médecine de Paris un homme remarquable par la portée de ses vues, par la libéralité de ses rapports, et surtout par son dévouement à tous les travaux scientifiques. Cet homme était Orfila. J'étais absolument inconnu de lui, et je me pré-

sentai dans son cabinet de l'École de médecine,
au jour officiel de ses réceptions, et au même
titre que tous ses administrés. Je lui exposai le
but des recherches que je désirais entreprendre,
en attendant sa réponse dans une secrète émotion. « C'est bien, dit-il ; faites votre demande au
Conseil général des hospices dont je suis membre,
je l'appuierai. *Je me dois à tous ceux qui veulent
travailler.* » Je n'oublierai jamais cette brève et
noble réponse, et je me fais un devoir aujour-
d'hui, malgré tant d'années écoulées, de rendre
ce témoignage public à sa mémoire.

Quelques jours après, j'étais installé dans un
cabinet particulier de l'amphithéâtre de Clamart.
Le manuel à instituer fut d'abord l'objet de mes
préoccupations. Conserver le corps humain, le
procédé de Gaunal y suffisait, disait-on, et dans
de meilleures conditions opératoires que par le
passé. Mais ces conditions étaient encore très-
pénibles pour les familles. Il fallait simplifier
encore pour répondre à la délicatesse des idées
morales qui sollicitent l'embaumement. Il fallait opérer sans table, dans le lit, en décou-

vrant seulement une petite partie du corps, et en rejetant toute lame de plomb, tout vernis, tout bandage dont l'application abandonnait à des mains étrangères le corps sans voiles de personnes plus chères maintenant de tout leur malheur.

Une simple injection artérielle de chlorure de zinc suffirait-elle au problème de l'embaumement renfermé dans cet étroit programme?

Trois sujets furent mis à ma disposition. Un quatrième avait été renvoyé par suite d'un insuccès dans ma première injection. Je pensais alors que la conservation serait d'autant plus assurée, que j'emploierais une dissolution de chlorure de zinc plus concentrée, et je tentai d'introduire dans l'artère carotide primitive d'un adulte du chlorure de zinc marquant 50° à l'aréomètre de Baumé. Mais, au bout d'un moment, toute injection devint impossible, malgré tous mes efforts. Je pris alors mon bistouri pour rechercher quelle était la cause de ce fait, et je reconnus que le calibre artériel avait à peu près disparu et que les parois du vaisseau étaient desséchées et recoquillées. J'attribuai ce résultat à l'avidité de la liqueur pour l'eau et à sa causticité. A ce degré de concentration, cette causticité était telle, que mes doigts en conservèrent longtemps la trace. J'abaissai la densité du liquide à 40°, et l'un des sujets, un homme robuste, fut injecté par l'artère indiquée avec huit litres de cette préparation dirigés vers le cœur. Une ligature d'arrêt avait été placée préalablement au-dessus de l'ouverture artérielle, et après l'injection une autre ligature fut appliquée au-dessous. Le corps ne reçut d'ailleurs aucun autre soin, et fut abandonné à l'air libre sur une des tables de mon cabinet.

Un deuxième sujet, une femme morte à la suite de couches, ne fut pas injecté. Une ponction avec un trocart fut pratiquée dans la région de l'épigastre, et deux litres de dissolution semblable furent introduits, partie dans la cavité thoracique, partie dans la cavité abdominale. Ce corps fut ensuite entouré de bandes de flanelle imbibées de chlorure de zinc, et abandonné comme le précédent sur une table voisine.

Enfin, un troisième sujet, une femme très-hydropique des membres inférieurs et de l'abdomen, ne reçut ni injection, ni ponction. Cinq litres du même liquide furent versés lentement dans sa bouche, la tête se trouvant légèrement élevée. Ils pénétrèrent facilement et sans manœuvre dans les cavités du tronc, et le corps fut ensuite enveloppé de bandes chlorurées, comme le précédent. Cette femme fut placée sur une autre table, à côté des premiers sujets, pour y être abandonnée comme eux à l'air libre.

Pendant treize mois, aucun de ces trois corps ne donna jamais aucun signe de décomposition et ne demanda aucune intervention nouvelle de ma part. Les différentes saisons se succédèrent autour d'eux, sans leur imprimer d'autre modification qu'une diminution sensible de volume provenant de l'évaporation graduelle de leurs liquides et de la dessiccation de l'extrémité de leurs membres. Le sujet hydropique lui-même avait perdu la majeure partie de l'eau qui s'infiltrait. Vers la fin de cette curieuse et si facile expérience, je pratiquai à la région lombaire de cette femme une longue incision pour recueillir l'eau qui pourrait s'en écouler, et constater sa concentration. Elle marquait encore 13°. Vingt-sept degrés du chlorure injecté avaient donc été combinés avec les tissus après ce long contact avec eux, et la vertu antiseptique était encore loin d'être épuisée.

Ces résultats étaient très-remarquables au point de vue de la valeur conservatrice du chlorure de zinc. Mais ce qui me surprit le plus dans cette longue observation, ce fut de voir les membres entiers et la tête de deux de ces sujets qui n'avaient reçu qu'un contact extérieur et périphérique de cette substance, persister dans leur profondeur sans aucun accident.

Ces recherches devinrent l'objet d'un mémoire adressé à l'Académie de médecine. Cette société savante saisit cette première occasion qui lui était offerte de juger enfin la question des embaumements, et nomma pour cet objet une commission composée de MM. Orfila, président, Caventou, Blandin, Londe et Poiseuille, rapporteur.

A la suite de cette présentation, Gannal écrivit à l'Académie de médecine une lettre dans laquelle il demandait que sa méthode d'embaumement fût expérimentée et jugée parallèlement au procédé nouveau dont elle était saisie, et qu'un véritable concours d'embaumement fût institué devant elle. En même temps M. le docteur Dupré, professeur particulier d'anatomie, adressait une semblable demande à cette société savante, et sollicitait un jugement sur un procédé dont il était également l'auteur. L'Académie se rendit avec empressement à leurs vœux, et sa commission eut à examiner concurremment trois méthodes particulières d'embaumement.

Je mets sans commentaire, sous les yeux du lecteur, les travaux de cette commission sur cette enquête délicate, pendant les années 1845 et 1846. Voici le rapport qu'elle fit, en 1847, à l'Académie de médecine :

RAPPORT

SUR DIVERS MODES D'EMBAUMEMENT.

Les procédés d'embaumement soumis au jugement de l'Académie ne diffèrent entre eux que par la nature de la substance qui, combinée avec nos tissus, doit s'opposer à la fermentation putride qu'offre bientôt tout corps que la vie vient d'abandonner.

Ces moyens de conservation ont en effet ceci de commun : il n'est fait aucune extraction d'organes ; le corps ne subit aucune mutilation, son intégrité est respectée, contrairement aux procédés suivis par les anciens Égyptiens, adoptés par les peuples qui ont cherché à les imiter, et mis encore en usage jusqu'à ces derniers temps, même après la découverte de Chaussier sur la conservation des matières animales par le deuto-chlorure de mercure. Les cavités splanchniques étaient privées de leurs viscères nécessairement dilacérés, de nombreuses incisions étaient aussi pratiquées sur toutes les parties du corps, soit extérieurement, soit intérieurement.

Un autre point de contact des procédés que nous sommes appelés à examiner, c'est la rapidité de leur exécution : quelques minutes suffisent à un embaumement, lorsque les anciennes méthodes exigeaient des mois entiers de manipulations plus ou moins pénibles, sans parler des depenses énormes qu'elles nécessitaient dans la plupart des cas.

Le mode opératoire de MM. les docteurs Dupré et Sucquet est celui qu'a adopté dans sa pratique M. Gannal depuis environ dix ans : il consiste à introduire une substance conservatrice dans toutes les parties du corps, à l'aide d'une artère mise préalablement à nu, comme fait l'anatomiste lorsqu'il veut étudier la disposition du système artériel dans tous les organes de l'économie.

Au moment où nous allions commencer notre travail, nous reçûmes de M. Gannal une lettre, en date du 20 janvier 1845; dans cette lettre, M. Gannal priait l'Académie d'adjoindre à la commission nommée pour apprécier son procédé d'embaumement celle qui, en 1835, avait été saisie de l'examen de quelques-uns de ses moyens de conservation, et sur lesquels vous avez entendu deux rapports, l'un de notre très-regrettable collègue M. Breschet, l'autre de l'honorable M. Bizé.

Quoique votre commission ne pût que profiter des lumières de celle qui l'avait précédée, nous

n'avons pas cru devoir donner suite à la demande
de M. Gannal, par les raisons suivantes : D'abord
l'ancienne commission, ayant fait son rapport
définitif à l'Académie, n'existait plus ensuite ;
cette commission avait pour objet de donner son
avis sur l'emploi de liquides proposés par M. Gannal dans les amphithéâtres de dissection ; elle ne
devait donc s'occuper que d'une conservation
temporaire : aussi, dans les rapports que nous
venons de rappeler, et qui ont été faits à l'Académie les 14 juillet 1835 et 8 mars 1836, n'est-
il nullement question des embaumements, c'est-à-
dire d'une conservation indéfinie.

Nous ferons la même remarque au sujet des
rapports faits à l'Institut sur les travaux de
M. Gannal, ayant aussi pour but de prévenir la
putréfaction ; et cela, pour détruire une croyance
de plusieurs de nos collègues, croyance qui avait
été d'ailleurs partagée par quelques membres de
votre commission. A l'Institut, comme à cette
Académie, il n'a jamais été fait de rapport sur un
mode d'embaumement présenté par M. Gannal ;
qu'il nous soit permis de citer ici les paroles

mêmes de notre très-honorable collègue M. Dumas, rapporteur de la commission des arts insalubres à l'Académie des sciences, séance du 21 août 1837 (dernier rapport) :

Sur la conservation des cadavres par M. Gannal.

« L'Académie sait fort bien, car elle a voulu
» qu'un encouragement fût accordé à l'auteur,
» que M. Gannal a fait de nombreux essais pour
» la conservation des cadavres, soit dans le but
» d'assainir les amphithéâtres de dissection, soit
» dans celui d'obtenir un moyen d'embaumement
» à la fois économique et assuré.

» En ce qui concerne l'embaumement des
» cadavres, chacun conçoit qu'avant d'émettre un
» avis, il serait indispensable de prolonger les
» épreuves pendant plusieurs années, ce qui n'a
» pas encore eu lieu pour le procédé dont il s'agit.
» D'ailleurs, comme cette industrie demeurerait
» en dehors des attributions de votre commission
» des arts insalubres, lors même qu'elle serait
» parvenue à sa perfection, nous n'avons voulu
» l'examen qu'à titre de renseignement. Le juge-

» ment que nous allons porter doit être consi-
» déré comme s'appliquant exclusivement aux
» procédés concernant les amphithéâtres de
» dissection.

» Dans ce dernier cas, les expériences étant
» bien moins longues, on a pu les varier et les
» multiplier suffisamment pour qu'il soit bien dé-
» montré qu'on possède actuellement un pro-
» cédé capable de conserver les cadavres pendant
» tout le temps que les dissections les plus minu-
» tieuses peuvent exiger, etc. »

La question des embaumements a donc le mérite de la nouveauté.

Pour constater la propriété conservatrice des
substances proposées par MM. Dupré, Gannal et
Sucquet, votre commission, après avoir fait pratiquer sous ses yeux un embaumement par chacun d'eux, a fait enterrer les cadavres ainsi préparés, et a procédé à leur exhumation au bout
d'un certain laps de temps. Elle a demandé en
outre, afin de multiplier les faits sur lesquels
devait être établie sa conviction, qu'on lui mon-
trât, s'il y avait lieu, quelques personnes em-

baumées et inhumées dans les cimetières de Paris.

Avant de procéder à chaque embaumement, nous avons pensé qu'il n'était pas indifférent de s'assurer de la nature des substances qui devaient y être employées. M. Dupré, introduisant dans le système sanguin, comme nous le verrons bientôt, un mélange de gaz acides sulfureux et carbonique, nous n'avons dû analyser que les liquides de MM. Gannal et Sucquet.

Le liquide de M. Gannal est une solution aqueuse d'un mélange à parties égales de sulfate d'alumine et de chlorure d'aluminium, marquant 34° à l'aréomètre de Baumé. Celui de M. Sucquet est une solution de chlorure de zinc à 40° aréométriques.

Ces liquides furent analysés par la commission, le 22 février 1845, au laboratoire de chimie de la Faculté, en présence de MM. Gannal et Sucquet, et de M. Lesueur, chef des travaux chimiques de l'École de médecine.

Après avoir constaté la présence de sulfate et de chlorhydrate d'alumine dans le liquide de M. Gannal, un point a fixé d'une manière particulière l'attention de votre commission : elle s'est demandé s'il contenait une préparation arsenicale, de l'acide arsénieux ou arsénique, par exemple.

On comprend, en effet, que si les liquides en usage dans les embaumements renfermaient de l'acide arsénieux, les empoisonnements par cette substance étant très-fréquents, le crime pourrait être entièrement dissimulé par le liquide conservateur.

D'ailleurs, les prévisions de votre commission étaient tout à fait fondées, puisqu'il existe une ordonnance royale qui défend tout embaumement à l'aide de l'arsenic (1).

Un appareil de Marsh fut donc établi : il ne donna d'abord aucune tache métallique sur une capsule de porcelaine opposée convenablement au jet de la flamme produite par la combustion de l'hydrogène ; mais dès qu'on y eut introduit

(1) *Moniteur* du 31 octobre 1846, Ordonnance du Roi, titre II, art. 10 : «La vente et l'emploi de l'arsenic et de ses composés » sont interdits pour le chaulage des grains, *l'embaumement des* » *corps* et la destruction des insectes. »

30 à 40 grammes du liquide de M. Gannal, des taches noires très-prononcées se déposèrent sur la capsule de porcelaine. Après en avoir obtenu une dizaine environ, on les mit en contact avec de l'acide azotique ; on chauffa jusqu'à siccité ; une parcelle d'azotate d'argent fut placée dans la capsule, on mouilla le tout avec une petite quantité de la solution du même sel, et aussitôt on obtint un précipité rouge-brique d'arséniate d'argent : d'où l'on conclut que le liquide examiné contenait une quantité notable d'arsenic. D'ailleurs, en versant dans ce liquide de l'acide sulfhydrique, on eut un précipité jaune-serin de sulfure d'arsenic.

Ces résultats, comme nous l'avons dit, ont été constatés devant M. Gannal, qui parut surpris de la présence de l'arsenic dans son liquide ; il déclara à la commission que cette substance ne pouvait être attribuée qu'à l'impureté des matières premières employées à sa préparation, et qu'ordinairement il ne contenait pas d'arsenic. Alors il fut convenu avec M. Gannal de faire usage, pour l'embaumement ultérieur, d'une solution de sel d'alumine exempte de toute préparation arsenicale.

On détermine ensuite la nature du liquide de M. Sucquet : c'est bien une solution de chlorure de zinc. On en met 40 grammes environ dans un appareil de Marsh, et la capsule de porcelaine, approchée du jet de flamme de l'hydrogène, ne décèle aucune trace d'arsenic.

La préparation du liquide conservateur de M. Sucquet exclut d'ailleurs la présence de ce métal, bien que le zinc du commerce en renferme ordinairement. Il l'obtient en faisant agir l'acide chlorhydrique sur la tournure de zinc; une partie de l'hydrogène provenant de l'eau décomposée se combine avec l'arsenic du zinc oxydé, et donne lieu à du gaz hydrogène arsénique qui se dégage; par là, la solution de chlorure de zinc est tout à fait privée d'arsenic. C'est, du reste, un des moyens qu'on emploie pour avoir le zinc dans son plus grand état de pureté.

Le 14 mai 1845, M. Gannal présente à la commission, réunie au laboratoire de la Faculté, une nouvelle solution de sel d'alumine; cette fois, l'appareil de Marsh n'accuse aucune tache métallique d'arsenic sur la capsule de porcelaine.

Le flacon renfermant ce liquide est scellé du cachet de la Faculté ; on y joint une étiquette indicative, signée par les membres de la commission et par M. Gannal, ainsi qu'il avait été procédé dans la séance précédente pour le flacon contenant le liquide de M. Sucquet.

Le même jour, la commission convient, avec MM. Dupré, Gannal et Sucquet, que le 21 mai suivant, ces messieurs soumettront plusieurs cadavres à leurs procédés respectifs d'embaumement; les sujets, ainsi préparés, doivent être placés dans des cercueils de sapin, fabriqués par le même ouvrier, et inhumés dans le jardin de l'École pratique.

M. Gannal, tout en accueillant cette manière de procéder, fait néanmoins remarquer à la commission que telle n'est pas la marche qu'il suit dans ses embaumements; qu'en dehors de l'action conservatrice de son liquide, il attache une grande importance à la nature du cercueil : il demande donc qu'il lui soit permis de placer l'un

des cadavres embaumés par lui dans une des
bières spéciales que possède l'administration des
pompes funèbres. Ces bières sont formées de
trois parois, l'une externe de chêne, la moyenne
de sapin, et l'interne de plomb. La commission
souscrit volontiers au désir de M. Gannal, sans
que néanmoins il soit en rien dérogé à l'expérience comparative qu'elle se propose de faire
sur les trois moyens d'embaumement qu'elle est
appelée à examiner. Du reste, M. Gannal n'a
donné aucune suite à cette demande que nous
avions agréée.

Le 21 mai 1845, la commission, MM. Dupré,
Gannal et Sucquet, se rendirent dans l'un des
pavillons de l'École pratique, pour procéder aux
embaumements; mais au lieu de trois cadavres,
on ne put s'en procurer qu'un seul. Ces messieurs
le tirèrent au sort; le sujet échut à M. Sucquet.
C'est un homme de trente à trente-cinq ans; les
pieds et la moitié inférieure des jambes sont œdé-
matiés; la partie moyenne de la peau de l'abdomen est d'un bleu verdâtre ; cette couleur s'étend

à gauche vers les lombes, et remonte du même côté de la poitrine jusqu'à la septième côte.

M. le docteur Sucquet découvre une artère poplitée. Le liquide analysé précédemment est étendu d'un cinquième de son volume d'eau prise au robinet de la salle de dissection. Il injecte successivement par l'artère et du côté de l'abdomen cinq seringues : la capacité de la seringue est de huit décilitres ; il introduit ainsi quatre litres de liquide dans le sujet. Ensuite il retourne l'ajutage de la seringue pour injecter la jambe ; il consomme de nouveau un demi-litre environ de liquide. Pendant l'opération, il sort de la bouche quelques grammes de mucosités. L'injection terminée, deux ligatures sont appliquées à l'artère poplitée, elles comprennent l'incision faite à ce vaisseau ; ensuite des points de suture rapprochent les bords de la plaie faite à la peau, et autour du genou est appliquée une bande de flanelle. Après l'injection, la couleur bleu verdâtre de la peau de l'abdomen, signalée plus haut, a tout à fait disparu.

Le cadavre ainsi embaumé est enveloppé d'un

simple drap de fil et mis dans la bière : cette bière est de sapin, de 20 millimètres d'épaisseur environ. Un flacon contenant une étiquette signée de MM. Caventou, Gannal et Sucquet, est placé entre les jambes du sujet. Le couvercle du cercueil est assujetti par des vis; à chacune des extrémités est apposé sur les vis le cachet de l'École de médecine. La bière est ensuite portée dans l'une des trois fosses creusées préalablement dans le jardin de l'École; elle a, comme les deux autres, un mètre de profondeur, et la couche de terre qui recouvre le cercueil est de 70 centimètres. Les trois fosses auraient pu avoir une profondeur de 2 mètres, ainsi qu'il est pratiqué dans les cimetières de Paris, mais la commission n'a pas jugé cette mesure nécessaire, attendu qu'elle s'est proposé, comme nous avons déjà eu l'honneur de vous le dire, de faire des expériences comparatives.

Le 23 mai, c'est-à-dire deux jours après l'embaumement pratiqué par M. Sucquet, deux cadavres, un homme et une femme, sont mis à la disposition de MM. Dupré et Gannal, dans l'un

des pavillons de la Faculté ; le sort donne l'homme
à M. Dupré, la femme revient à M. Gannal. Le
thermomètre marquait, comme l'avant-veille,
11° centigrades.

L'homme vient des Incurables ; il paraît âgé de
soixante-dix à quatre-vingts ans ; une partie de
la peau de l'abdomen est d'un bleu verdâtre.
M. Dupré se propose de faire passer dans l'appareil sanguin un mélange d'acides carbonique et
sulfureux, résultant de l'action à chaud de charbon sur l'acide sulfurique. Il découvre une artère
carotide et y introduit, du côté de la poitrine, un
tube de plomb, qu'il fixe à l'aide d'une ligature ;
une seconde ligature est appliquée sur le bout
supérieur du vaisseau. Ce tube, de plomb, communique avec une cornue de fer (bouteille dans
laquelle arrive, dans le commerce, le mercure).
L'ouverture de cette cornue reçoit un bouchon
de liége, dans lequel entre à frottement le tube
de plomb. La cornue contient 500 grammes de
charbon de bois pulvérisé et un kilogramme
d'acide sulfurique concentré. Le fourneau sur
lequel est placée la cornue est allumé à onze

heures et demie. Vers midi, l'abdomen se tuméfie, ainsi que les veines du tronc, du cou, des membres supérieurs et inférieurs; la couleur bleu verdâtre de la peau de l'abdomen n'existe plus. A midi et quart toutes les veines du corps sont fortement distendues; des gaz sortent de la surface de la plaie; à midi et demi la verge et les bourses sont légèrement tuméfiées. Alors le tube est retiré de la carotide; on applique une ligature au bout pectoral du vaisseau; on rapproche les lèvres de la plaie à l'aide d'une suture, et l'opération est terminée. On enveloppe le cadavre d'un drap de fil, puis il est placé dans une bière tout à fait semblable à celle qui a servi au sujet de M. Sucquet; le couvercle est vissé, et un cachet au timbre de la Faculté est appliqué sur les vis des deux extrémités. Le cercueil est porté dans l'une des trois fosses dont nous avons parlé précédemment, et recouvert d'une couche de terre de 70 centimètres.

La femme que doit embaumer M. Gannal vient de l'hospice Beaujon; elle semble âgée de soixante-dix à soixante-quinze ans, elle est maigre. M. Gannal découvre une artère carotide ; il applique une ligature à la partie supérieure du vaisseau, et, après avoir constaté avec les membres de la commission l'intégrité des cachets apposés sur le flacon contenant son liquide analysé le 14 mai, ainsi qu'il avait été fait pour le flacon de M. Sucquet, il introduit du côté de la poitrine, à l'aide d'une seringue de huit décilitres de capacité, son liquide dans le système sanguin. A la cinquième seringue, il sort de la bouche 40 à 50 grammes de mucosités. M. Gannal termine l'opération en appliquant une ligature sur le bout inférieur de l'artère et en rapprochant les bords de la plaie à l'aide d'une aiguille courbe.

On met le cadavre dans un linceul de fil, qui accidentellement est troué en quelques points, et ensuite dans une bière identiquement pareille aux deux précédentes. M. Gannal place entre les jambes du sujet un flacon bouché à l'émeri, contenant un bulletin indiquant le cadavre embaumé par lui, et signé par MM. Sucquet et Gannal. Puis des cachets sont apposés à chaque extrémité du couvercle préalablement vissé, deux de M. Gannal, deux autres de la Faculté. La bière est déposée dans la troisième fosse du jardin de l'École pratique, entre les cercueils renfermant les cadavres embaumés par MM. les docteurs Dupré et Sucquet ; elle est recouverte comme les précédentes d'une épaisseur de terre de 70 centimètres.

L'exhumation des trois cadavres embaumés précédemment les 21 et 23 mai 1845 eut lieu le 14 juillet 1846, c'est-à-dire un an et deux mois environ après leur inhumation.

A l'arrivée de la commission dans le jardin de l'École pratique, la terre venait d'être enlevée, et chaque cercueil était à découvert. On les transporta tous trois dans l'un des pavillons de dissection ; leur aspect extérieur était identiquement le même, ainsi que leur conservation.

MM. Gannal et Sucquet constatent l'intégrité des cachets apposés, lors de l'inhumation, sur chacune des bières contenant le sujet préparé par eux.

La même vérification est faite à l'égard de la bière renfermant le cadavre embaumé par M. Dupré, qui n'est pas présent à cette séance.

Les couvercles des cercueils ayant été dévissés et enlevés, M. Gannal reconnaît de nouveau le sujet qu'il a embaumé par l'indication portée sur une étiquette contenue dans un flacon bouché à l'émeri et signée de MM. Gannal et Sucquet.

Ce dernier constate aussi le cadavre qu'il a préparé, à l'aide d'une étiquette semblable signée de MM. Caventou, Gannal et Sucquet.

Les sujets embaumés par MM. Dupré et Gannal exhalent une odeur de putréfaction suffocante : la peau présente de nombreuses solutions de continuité, résultant de sa désorganisation complète. Les linceuls qui les enveloppaient sont en lambeaux et se déchirent avec la plus grande facilité ; leurs fragments noircis par la matière animale putréfiée semblent faire corps en beaucoup de points avec le sujet ; en cherchant à les détacher des jambes, par exemple, on enlève en même temps sa peau sous-jacente. Une couche de putrilage, en certains points de quelques millimètres d'épaisseur, tapisse le fond de ces deux cercueils. Ces cadavres, dont il est impossible de déterminer le sexe, sont entièrement méconnaissables, leur figure est une sorte de masse informe ; les cheveux et les poils, saisis avec une pince, cèdent au moindre effort.

Le sujet embaumé par M. Sucquet n'a aucune odeur de putréfaction ; le linceul, un peu humide, est entier, libre de toute adhérence avec le cadavre, et son tissu ne cède en aucune manière aux efforts que l'on fait pour le déchirer ; il est assez résistant pour aider à soulever partie ou tout le sujet. La bière ne contient aucune couche de putrilage semblable à celle qu'on a observée dans les cercueils précédents ; les parois comme le fond sont légèrement humides. Une mèche de cheveux, saisie avec une pince, ne peut être arrachée ; et en continuant la traction, la tête est soulevée aussi sûrement que si la vie venait d'abandonner le sujet. La figure a conservé sa physionomie, et pourrait être reconnue au besoin ; cependant, les paupières étant soulevées, le globe de l'œil a disparu, on ne voit que la cavité orbitaire dont le fond est tapissé par les membranes oculaires. La peau offre dans toute son étendue une intégrité parfaite, elle a toute sa souplesse et toute son élasticité ; mais l'épiderme de la plante des pieds et les ongles des orteils sont facilement enlevés à l'aide d'une pince, lorsqu'au contraire les poils et les cheveux résistent à une forte traction, ainsi que nous venons de le voir.

L'examen de quelques organes intérieurs donne lieu aux différences suivantes dans les trois cadavres : différences que devaient d'ailleurs faire pressentir la conservation complète du sujet de M. Sucquet et la putréfaction si avancée de ceux préparés par MM. Dupré et Gannal.

Dans le cadavre de M. Sucquet, le foie est très-ferme ; l'intégrité de ses ligaments, sa consistance, permettent non-seulement d'étudier ses rapports, mais encore sa texture.

Le cœur contient dans ses cavités des caillots de sang rouges et solides ; sa conservation est telle, qu'on peut déterminer la disposition des valvules, de leurs piliers, ainsi que la configuration de ses fibres, formant les divers plans charnus que vous connaissez.

Le cerveau, comme les organes précédents, est sans odeur ; on distingue parfaitement les deux substances grise et blanche; diverses coupes mettent en évidence les ventricules et les particularités qu'ils présentent.

Dans le cadavre embaumé par M. Gannal, le foie très-mou se détache par son propre poids de la surface concave du diaphragme, se déchire très-facilement; son intérieur offre une sorte de putrilage très-infect.

Le cœur n'offre aucune résistance, les tendons des valvules se déchirent au moindre effort; il serait impossible d'en faire l'objet d'une étude particulière. Cependant la couleur du tissu musculaire est naturelle, quoiqu'il participe de l'odeur putride du foie et de toutes les autres parties du corps.

Les deux substances du cerveau ne peuvent être distinguées l'une de l'autre, par suite de l'espèce de bouillie que présente tout l'organe.

Le foie, le cœur, dans le sujet préparé par M. Dupré, offrent une putréfaction aussi grande que celle de ces deux organes considérés dans le cadavre de M. Gannal. Le crâne du sujet de M. Dupré n'a pas été ouvert.

Le tissu musculaire du cadavre de M. Sucquet est résistant et très-distinct du tissu cellulaire environnant, mais il est décoloré, ainsi que le cœur, comme si les parties avaient été conservées dans l'alcool.

Les muscles, dans les sujets de MM. Dupré et Gannal, sont comme saponifiés, mous et très-infects; leur couleur néanmoins, particulièrement dans le cadavre de M. Gannal, est tout à fait normale.

La commission a recueilli dans des flacons cachetés et étiquetés, une partie du foie, le cœur, une portion de muscles, des jambes, une partie de la peau de la face des trois cadavres qui font le sujet de l'examen précédent ; elle met ces objets sous les yeux de l'Académie, qui pourra vérifier quelques-uns des résultats dont nous venons d'avoir l'honneur de l'entretenir.

La décomposition des sujets préparés par MM. Dupré et Gannal n'a pas permis de les garder dans le pavillon de l'École, où ils avaient été déposés plus d'une quinzaine de jours.

Quant au cadavre embaumé par M. Sucquet,

comme il était sans odeur, il n'y avait aucune
raison de le faire inhumer; on l'a donc laissé dans
sa bière ouverte, depuis le 14 juillet dernier.
Mais si, comme nous l'avons fait observer, l'embaumement pratiqué par M. Sucquet, en arrêtant
la putréfaction, maintient la fermeté des chairs,
la souplesse et l'élasticité de la peau, ce n'est qu'à
la condition que le corps embaumé ne pourra
perdre par l'évaporation les liquides qu'il contient, ainsi qu'il arrive dans une bière hermétiquement fermée, ou enfouie dans la terre, comme
celle qui fait l'objet de l'examen précédent; car
si le même corps est exposé à l'air libre, il perd
bientôt ses liquides, se dessèche sans la moindre
putréfaction, et acquiert la dureté qu'on peut
comparer à celle du bois et de la pierre, ainsi
qu'on peut s'en assurer en examinant une jambe
et une main du cadavre préparé par M. Sucquet,
que nous avons mises aussi à la disposition de
l'Académie. On conviendra volontiers que le
mode d'embaumement de M. Sucquet présente,
sous ce dernier rapport, une véritable momification.

La commission devait-elle s'en tenir là et regarder comme terminée la tâche que vous lui aviez imposée? Elle ne l'a pas pensé; elle a cru qu'il était de son devoir de chercher à interpréter l'état des cadavres préparés sous ses yeux par MM. Dupré et Gannal. En effet, ce dernier se livre depuis plusieurs années à la pratique des embaumements; des exhumations de cadavres embaumés par M. Gannal ont été faites dans les cimetières de Paris et ailleurs; les corps ont offert une conservation qui a été constatée par des témoignages irrécusables. Ces résultats tout à fait contraires à celui que nous venons de rapporter, ont dû frapper la commission et la conduire à de nouvelles investigations.

D'abord, en ce qui concerne l'embaumement pratiqué par M. le docteur Dupré, nous avons vu des pièces entières, des pieds, par exemple, qui, ayant été injectés par le gaz acide sulfureux, présentaient une conservation parfaite; mais hâtons-nous d'ajouter qu'ils avaient été préparés depuis deux ou trois mois au plus. Ainsi, l'acide sulfureux, par sa présence au milieu de nos tissus,

paraît s'opposer au développement de la putréfaction ; mais la commission, après l'exhumation
du cadavre préparé devant elle par M. Dupré, est
portée à penser que cet acide ne peut donner lieu
à une conservation indéfinie, ainsi que le comporte la question. D'ailleurs, nous n'avons eu de
M. Dupré aucun renseignement qui pût établir
qu'il eût déjà employé son moyen conservateur
à la pratique des embaumements ; l'expérience
qu'il a faite devant nous aurait donc été la première à l'endroit d'une conservation illimitée, et
vous avez vu qu'elle avait été tout à fait infruc-
tueuse.

Passons aux faits relatifs à M. Gannal.

Votre commission, avons-nous dit, étonnée au
premier abord de la putréfaction qui s'était em-
parée du cadavre préparé par M. Gannal, lorsque,
d'après son assertion, la solution des sels d'alumine devait prévenir indéfiniment la fermentation
putride, fut portée à penser que le défaut de conservation pouvait être dû à l'absence de l'arsenic
trouvé dans le premier liquide soumis à l'analyse.
On se rappellera effectivement que le second

liquide qui nous fut présenté par M. Gannal, et qui a servi à l'embaumement examiné précédemment, contrairement au premier, ne contenait pas d'arsenic.

La commission se proposa donc de faire de nouvelles expériences à ce point de vue. J'en parlai à M. Gannal, et il fut convenu qu'on injecterait d'abord un cadavre avec le liquide qui avait servi à l'embaumement fait sous nos yeux, ensuite un autre cadavre avec le même liquide, mais contenant de l'acide arsénieux; et que ces deux cadavres, ainsi préparés, seraient abandonnés à eux-mêmes pendant un temps plus ou moins long. Par là on aurait constaté directement l'influence que pouvait avoir sur la durée de la conservation la présence de l'arse nic dans la dissolution des sulfate et chlorhydrate d'alumine. M. Gannal, reconnaissant l'opportunité de ces expériences, répondit de vive voix qu'il se prêterait à tout ce qu'on désirerait, dans l'espoir de découvrir la vérité.

M. Orfila étant alors absent de Paris, le rapporteur de votre commission s'adressa à notre très-honorable collègue M. Serres, chef des travaux anatomiques de Clamart, qui mit, avec son obligeance accoutumée, et sujets et pavillons de l'École anatomique à la disposition de la commission.

Il fut donc écrit, le 11 août 1846, à M. Gannal, de se présenter le 14 suivant à la Faculté de médecine, avec quantité suffisante de son liquide, afin de constater sa nature et d'y faire dissoudre la quantité d'acide arsénieux jugée nécessaire.

Le 14 août M. Gannal ne se présenta pas, malgré l'assentiment qu'il avait donné à l'objet de cette réunion; mais il écrivit à la commission, séant au laboratoire de chimie de la Faculté, une lettre dans laquelle, après plusieurs fins de non-recevoir, il termine en disant «qu'il se renferme désormais dans la proposition qu'il a eu l'honneur de faire à l'Académie, c'est-à-dire l'*examen par exhumation des corps embaumés, et nouvelles expériences d'embaumement dans des circonstances déterminées.*»

L'Académie regrettera peut-être que ces expériences n'aient pas été faites; mais la commission espère y suppléer, en invoquant les faits qui ont trait à la question qu'elle s'est proposé d'éclairer.

D'abord les sels d'alumine combinés avec les tissus animaux peuvent-ils être employés d'une manière efficace, dans le but d'obtenir une conservation indéfinie? La commission croit pouvoir répondre négativement.

En effet, dans le rapport de M. Dizé, fait à l'Académie le 8 mars 1836, en ce qui concerne l'acétate d'alumine, le chlorure d'aluminium à 20°, ou leur mélange, il n'est question, comme nous l'avons dit au commencement de ce rapport, que d'une conservation limitée.

Quant au dernier rapport de M. Dumas, à l'Académie des sciences, le 24 août 1837, il est dit :

« L'acétate d'alumine employé au titre de 18° de l'aréomètre de Baumé, à la dose de cinq à six litres, provenant de l'action de l'acétate de plomb sur le sulfate d'alumine et de potasse, *suffit pour conserver un cadavre pendant cinq ou six mois.*

» Le même sel d'alumine, résultant de la réaction du sulfate simple d'alumine et de l'acétate de plomb, *conserve un cadavre pendant quatre mois*.

» Le sulfate simple d'alumine, tout seul, *suffi-rait pour conserver un cadavre pendant deux mois.* »

Nous ne rappelons ici que ces citations, qui donnent les plus longues périodes pendant lesquelles la décomposition a été enrayée.

A la vérité, la solution des sels d'alumine employés à l'embaumement pratiqué devant nous marquait 34° de l'aréomètre de Baumé; mais cette concentration de liquide, ainsi que nous l'avons vu, n'a aucune influence favorable.

Si maintenant nous ouvrons à la page 429 l'*Histoire des embaumements*, où il est question d'une conservation indéfinie, c'est-à-dire de la préparation de pièces d'anatomie normale, d'anatomie pathologique et d'histoire naturelle, nous trouvons la composition des différents liquides conservateurs donnée par M. Gannal :

» 1° Une solution de sulfate simple d'alumine » à 6°, c'est-à-dire la dissolution de 1 kilogramme » de ce sel dans 6 litres d'eau. »

Cette solution a pour objet de faire dégorger les pièces à préparer ultérieurement.

» 2° La dissolution de sulfate simple d'alumine
» *dans de l'eau saturée d'acide arsénieux* — 500
» *grammes d'arsenic pour* 40 *litres d'eau* — 6 litres
» de cette dissolution pour 1 kilogramme de sul-
» fate simple.

» 3° De l'acétate d'alumine à 5°, *saturé d'acide*
» *arsénieux.* »

Dans une note, page 430, après avoir parlé de
quelques inconvénients que présente l'emploi de
l'acide arsénieux, *M. Gannal conseille de le remplacer par du deutochlorure de mercure.*

Aux pages 344 et 345 du même ouvrage,
M. Gannal indique à l'anatomiste et au naturaliste un liquide composé de 7 litres d'acétate
d'alumine à 2° *et de* 50 *grammes d'acide arsénique.*

Ainsi, lorsque M. Gannal veut conserver indéfiniment des pièces d'anatomie, il fait entrer dans
son liquide une préparation d'arsenic, ou du
deutochlorure de mercure, pour remédier à l'in-
suffisance des sels d'alumine qui, employés seuls,
ne peuvent donner lieu qu'à une conservation
temporaire.

La présence de l'arsenic, dans des corps embaumés par M. le docteur Lecoupeur, concessionnaire du brevet de M. Gannal à Rouen, vient confirmer la commission dans l'opinion qu'elle vient d'émettre.

M. Morin, professeur de chimie à l'École de médecine de Rouen, a lu à l'Académie des sciences de la même ville, le 13 décembre 1844, un mémoire dans lequel il est question de l'analyse d'une portion de muscle provenant du cadavre d'une jeune fille morte à l'Hôpital général, et embaumée par le procédé de M. Gannal. Il recueillit, dit M. Morin, *une énorme quantité d'arsenic* en présentant des capsules de porcelaine à la flamme d'hydrogène d'un appareil de Marsh, dans lequel on avait introduit le liquide produit par cette portion de muscle traitée successivement par l'acide sulfurique et l'eau régale ; acides dont la pureté avait été reconnue à priori.

En outre, un rapport adressé en avril 1845 à M. Salveton, procureur général près la cour royale de Rouen, par MM. le docteur Avenel et J. Girardin, professeur de chimie à l'École municipale de cette ville, contient le résultat de l'analyse, faite en présence de M. le docteur Lecoupeur, de 60 grammes environ de tissus cellulaire et musculaire extraits du corps de Louis Brune inhumé au cimetière monumental le 29 décembre 1843, après avoir été embaumé par le procédé Gannal. Dans ce rapport on lit : « Aussitôt que le liquide provenant du cadavre de Brune arriva dans l'appareil de Marsh, la flamme de l'hydrogène prit le caractère d'une flamme arsenicale, et donna sur les soucoupes de porcelaine des taches abondantes et bien caractérisées d'arsenic métallique. Et, ajoutent MM. Avenel et Girardin, nous essayâmes les taches recueillies, et nous leur trouvâmes tous les caractères de l'arsenic métallique. »

Les faits que nous venons de rapporter sont extraits du *Journal de chimie médicale, de pharmacie et de toxicologie*, décembre 1845.

Dans le numéro de janvier 1846 du même recueil, on trouve une réponse de M. Gannal, dans laquelle il déclare avoir découvert, le 3 mars 1845, un nouveau liquide pour lequel il a pris un brevet d'invention ; il ajoute qu'*à l'avenir son liquide ne présentera aucune trace d'arsenic.*

Est-ce ce nouveau liquide exempt d'arsenic qui a servi à l'embaumement pratiqué sous les yeux de la commission, le 14 mai suivant, ou tout autre ? C'est ce qu'il nous est impossible de dire.

Des faits précédents, la commission croit pouvoir conclure que, si les sels d'alumine employés seuls ne peuvent produire une conservation indéfinie, ils acquièrent cette propriété en leur associant une certaine quantité d'acide arsénieux ou arsénique.

Nous passons maintenant à la seconde partie du programme de la commission, c'est-à-dire à l'examen par exhumation des corps embaumés. et qui ont été inhumés dans les cimetières de Paris depuis un certain temps.

MM. Gannal et Sucquet furent donc invités, en novembre dernier, de vouloir bien mettre sous les yeux de la commission quelques-unes des personnes qu'ils avaient embaumées.

M. Gannal, contrairement à sa lettre du 14 août 1845, n'a pas cru devoir se rendre à notre désir,

M. le docteur Sucquet répondit que, le 27 novembre 1846, aurait lieu, au cimetière Montmartre, l'exhumation du corps d'une femme décédée le 13 mai 1845, à l'âge de quarante-cinq ans, et embaumée par son procédé.

Entre les mains de la commission se trouve un certificat de la famille de cette dame constatant que l'embaumement a été fait par M. Sucquet, et le procès-verbal du conservateur du cimetière et du commissaire de police présents à l'exhumation, ainsi que plusieurs membres de la famille, établissent l'identité de la personne.

Le corps, embaumé depuis environ dix-huit mois, n'exhale aucune odeur de putréfaction ; le linceul, le bonnet, la camisole, la chemise, etc., sont légèrement humides. Le cou, la poitrine, l'abdomen, ayant été découverts, offrent un état parfait de conservation ; la peau a toute sa souplesse et son élasticité. Les membres supérieurs et inférieurs sont, comme les parties précédentes, si bien conservés, qu'on croirait que le corps vient d'être mis dans le cercueil.

On enlève la flanelle qui entoure le genou

gauche; à la partie inférieure, on découvre une suture à la peau, dans la direction de l'artère poplitée : c'est, en effet, par cette artère que M. Sucquet fait pénétrer dans le corps son liquide conservateur.

La figure n'était pas couverte par le linceul, ainsi que les autres parties du corps; quelques gouttes de liquide, qui s'étaient rassemblées à la face inférieure du couvercle du cercueil de plomb, étaient sans doute tombées sur les joues et avaient produit quelques taches noirâtres; elles furent enlevées avec le doigt, ainsi que l'épiderme correspondant; mais les chairs sous-jacentes, résistantes et élastiques, étaient très-bien conservées.

Le résultat de cette exhumation est, pour la commission, un second exemple de la propriété conservatrice du chlorure de zinc.

M. Auzias, professeur particulier d'anatomie à l'École pratique, avait prié M. Sucquet de lui préparer un cadavre par son procédé; l'injection eut lieu le 28 février 1846. Nous avons vu ce sujet, qui est resté à l'air libre jusqu'à cette époque, et

qui, par conséquent, a perdu sa partie aqueuse.
Il nous a présenté une conservation tout aussi
parfaite que celle du cadavre embaumé en présence de la commission. Nous mettons une partie
de ce sujet sous les yeux de l'Académie.

M. le docteur Sucquet ne s'occupe pas exclusivement d'embaumement ; il a découvert un
autre liquide, le sulfite de soude, qui, comme les
sels d'alumine, a une faculté conservatrice temporaire, mais, à la vérité, d'une moindre durée.
Un rapport favorable a été fait au conseil de
salubrité, par M. Guérard, sur l'emploi de ce sel
dans les amphithéâtres de dissection de la Faculté.
En ce moment, le sulfite de soude contribue à la
salubrité des pavillons de l'École anatomique de
Clamart.

La préparation des pièces d'anatomie normale
et pathologique a fait aussi l'objet des études de
M. Sucquet, ainsi qu'on peut le voir en visitant
le musée anatomique de la Faculté. La commission a dû se demander de quelle manière il par-
venait à obtenir cette conservation illimitée
qu'exigent les pièces d'anatomie. Elle a pris dans

le musée une préparation quelconque parmi toutes celles qu'y a déposées M. Sucquet : c'est un foie appartenant à un chien. La présence du chlorure de zinc, à l'exclusion de toute autre substance, constatée par notre laborieux collègue M. Henry, chef des travaux chimiques de l'Académie, nous a démontré que le liquide conservateur des préparations anatomiques de M. Sucquet est le même que celui dont il se sert pour l'embaumement.

Pour ne laisser planer aucun doute sur la nature de la substance employée, soit à la préparation du cadavre de M. Auzias, dont il vient d'être question, soit aux embaumements pratiqués devant nous, M. Henry a bien voulu déterminer chimiquement les sels contenus dans ces différents sujets.

Cette vérification à posteriori est relatée dans le rapport suivant :

Examen chimique de plusieurs portions de cada-
vres conservés par des procédés particuliers, et
remises par la commission des embaumements au
laboratoire de l'Académie de médecine, le 15 jan-
vier 1847, par M. O. HENRY, *chef des travaux*
chimiques de l'Académie.

Ces pièces sont au nombre de sept :

1. Portion du foie du cadavre embaumé par
M. Gannal en présence de la commission.

2. Portion de cuisse (muscles et peau) du cadavre préparé par M. Sucquet pour M. Auzias.

3. Portion du foie avec sa vésicule, provenant
du sujet embaumé par M. Sucquet devant la commission.

4. Cœur du cadavre précédent.

5. Portion de muscles d'une jambe du cadavre précédent.

6. Muscle et peau d'une partie de cuisse du
même cadavre.

7. Foie de chien pris dans le musée anatomique de la Faculté, parmi les préparations de
M. Sucquet.

Analyse de la pièce n° A. — Portion du foie du
cadavre préparé par M. Gannal.

La matière est comme pulpeuse, très-molle
sous les doigts, d'une odeur de putréfaction très-
avancée.

On en a pris une partie A, qui fut mise dans
un peu d'eau distillée et abandonnée à l'air libre.
Le liquide ne virait pas au rouge le papier bleu
de tournesol, mais il ramenait sensiblement au
bleu celui qui avait été rougi; il était trouble,
sale, filtrant difficilement, et donnant par les
réactifs :

Nitrate d'argent très-acide, précipité caillebotté
de chlorure.

Ammoniaque, précipité gélatiniforme blanc
sale.

Potasse pure, précipité semblable, soluble
dans un excès d'alcali.

Acide sulfhydrique, rien.

Sulfhydrate de soude, léger trouble blanc
sale.

Chlorure de baryum très-acide, précipité blanc
de sulfate.

Une autre portion B fut divisée avec des ciseaux, carbonisée convenablement avec de l'acide sulfurique pur; l'odeur était très-désagréable et d'une fétidité extrême. Le charbon, très-acide et très-pulvérulent, traité par l'eau distillée, donna un liquide à peine coloré, qui fut essayé par l'appareil de Marsh.

On n'obtint aucune tache arsenicale.

Par l'ammoniaque à saturation convenable, il donna un abondant précipité gélatiniforme blanc sale.

Par la potasse pure en excès, le précipité devint soluble.

Le dépôt gélatiniforme fut mêlé avec un peu de nitrate de cobalt et chauffé ; la matière devint d'un beau bleu.

De l'oxyde de zinc hydraté gélatiniforme, mis de même avec le sel de cobalt, n'a fourni aucun résultat semblable.

Le même précipité fut dissous dans l'acide sulfurique, et additionné d'un peu d'ammoniaque ; on obtint bientôt, par évaporation, des cristaux très-nets de sulfate double d'alumine et d'ammoniaque, alun (1). Le sel, dissous dans l'eau, a donné tous les caractères des sels d'alumine par les réactifs.

Les sels contenus dans cette pièce n° 1 étaient à base d'alumine, le sulfate et le chlorure.

Analyse des pièces appartenant à M. Sucquet, n° 2, 3, 4, 5, 6 et 7.

Tous ces échantillons, sans exception, n'exhalaient aucune odeur putride, on n'y reconnaissait qu'une odeur de matières graisseuses.

Nous avons humecté d'eau pure une partie de chacun des six échantillons ci-dessus, et l'on a laissé à l'air libre pendant quinze jours. Au bout de ce temps, nous n'avons remarqué aucune odeur putride désagréable ; les échantillons ainsi pénétrés par l'eau prirent une certaine souplesse en se ramollissant progressivement.

Les six échantillons furent traités d'abord par l'eau distillée à une douce chaleur : la liqueur prit rapidement (lentement avec le n° 7) une couleur

(1) Ce sel cristallisé est mis sous les yeux de l'Académie.

jaunâtre ; elle rougissait fortement le papier bleu de tournesol. Ce liquide évaporé contenait une assez grande quantité de matière animale, qui, par la concentration, devenait en petite partie insoluble et fonçait la liqueur ; rapproché à siccité et repris par l'eau distillée, le résidu très-acide indiquait les réactions suivantes :

Avec le nitrate d'argent, précipité caillebotté blanc, insoluble dans l'acide nitrique.

Avec l'acide sulfhydrique, rien ou très-léger trouble.

Avec l'hydrosulfate de soude, précipité blanc.

Avec la potasse et l'ammoniaque, précipité blanc sale, presque tout entier soluble dans un excès de ces alcalis.

Avec l'iodure de potassium, rien de distinct.

Avec le carbonate de soude, précipité blanc gélatiniforme.

Avec le cyanoferrure de potassium, précipité blanc bleuâtre, par un peu de fer.

Ces essais terminés, nous avons pris une portion des six échantillons, et nous avons calciné isolément chacun d'eux avec de l'acide sulfurique

pur, d'après la méthode de M. Flandin, en ayant
soin d'amener le résidu sous la forme d'une poudre un peu humide et encore acide ; ce résidu fut
traité par l'eau distillée, et l'on filtra. La liqueur
obtenue était légèrement jaunâtre ; elle donna,
par les réactifs cités plus haut, des réactions
tout à fait semblables à celles produites par le
premier traitement.

Une partie du liquide introduite dans un appareil de Marsh, ou établi sur sa méthode, ne nous
a donné aucune tache arsenicale.

Une autre partie du même liquide fut décomposée avec soin par le carbonate de soude, et le
précipité blanc gélatiniforme obtenu fut calciné
légèrement après avoir été convenablement lavé.
Le produit, humecté d'un peu de nitrate de cobalt
et chauffé au chalumeau, n'a pas donné de coloration bleue, comme cela aurait eu lieu avec de
l'alumine gélatineuse.

Le même produit, traité par le bisulfate de
potasse, ne nous donna pas de cristaux d'alun.

Traité aussi par l'acide sulfurique pur à saturation convenable, on a eu, après la concentra-

tion, un sel blanc cristallisé, offrant les réactions d'un composé de zinc.

Enfin, le produit ci-dessus, mêlé de charbon et calciné fortement dans un petit tube fermé par l'une de ses extrémités, a fourni un résidu qui donna, avec l'acide sulfurique étendu d'eau, un dégagement abondant de gaz hydrogène (légèrement sulfuré) : ce gaz était dû à du zinc réduit (1).

Tous les caractères des produits analysés ci-dessus se rapportent donc à un sel de zinc (le chlorure) employé pour la conservation des pièces examinées, lesquelles ne contenaient aucun produit arsenical ni mercuriel.

22 février 1847.

O. HENRY.

De tous les faits qui concernent respectivement MM. Dupré, Gannal et Sucquet, il résulte les conséquences suivantes :

Le mélange des gaz acides sulfureux et carbonique, proposé par le docteur Dupré pour l'em-

(1) De l'oxyde de zinc provenant du sel contenu dans les pièces examinées est déposé sur le bureau.

baumement, ne paraît propre à retarder la putréfaction que pendant un temps très-limité.

Les sels d'alumine employés par M. Gannal dans l'embaumement ne donnent pas lieu à une conservation indéfinie, mais votre commission est portée à penser qu'ils acquièrent cette propriété par l'addition d'une préparation d'arsenic.

Le liquide dont fait usage M. le docteur Sucquet dans ses embaumements ne contient pas d'arsenic, et la conservation des corps qui en est le résultat est si parfaite, qu'elle ne laisse rien à désirer, toutefois pendant le laps de temps qu'elle a été constatée, et qui est d'environ deux ans.

Votre commission croit cependant, d'après l'état des pièces que nous avons sous les yeux, qu'il doit en être du chlorure de zinc combiné avec les tissus animaux, comme du perchlorure de mercure, c'est-à-dire qu'il produit une conservation indéfinie.

Nous ne saurions terminer ce rapport sans dire quelques mots d'un mode d'embaumement dû aux travaux de M. Gorini, professeur de physique à Lodi. Parmi les pièces qu'il nous a montrées, quelques-unes reproduisent, à s'y méprendre, les plus belles exécutions en cire des parties du corps. Mais M. Gorini n'a pas saisi l'Académie de sa découverte, il fait jusqu'à présent un secret de son procédé ; il nous a dit cependant que ses préparations exigeaient au moins deux ou trois jours de manipulations, et que l'embaumement d'un corps entier demandait 700 à 800 francs de dépense.

En outre, les pièces que nous avons vues sont d'une dureté comparable à celle de la pierre, tandis que, par le procédé de M. Sucquet, le sujet embaumé et inhumé immédiatement conserve toute sa souplesse et se trouve dans le même état que s'il venait d'être placé dans le cercueil.

— Les conclusions du rapport sont mises aux voix et adoptées.

Ont signé : MM. ORFILA, BLANDIN, CAVENTOU, LONDE, POISEUILLE, rapporteur.

Certifié conforme :

Le Secrétaire perpétuel de l'Académie royale de médecine.

Signé : PARISET.

Cet important document fit bientôt autorité et fixa l'opinion publique sur la valeur respective des procédés d'embaumement en présence. Aucune des méthodes connues ne pouvait être mise en parallèle avec celle-ci pour la simplicité de sa pratique, pour la décence des conditions où elle s'exécutait et pour la sûreté de ses résultats. Plus de table d'injection, plus de vernis, plus de lames et de bandes de plomb ou d'étoffe. Tout ce qui pouvait alarmer de pudiques respects allait donc être abandonné sans danger. Une simple injection dans le lit suffisait à tout. Les familles adoptèrent bientôt cette méthode avec empressement, et maintenant elle est suivie par ceux-là même qui la combattaient violemment à son début.

Il faut remarquer cependant que ce retour des moins bien intentionnés n'eut pas lieu tout à fait de bonne grâce. Un événement grave dans la question de l'embaumement était survenu. Nous avons vu que l'arsenic avait été proscrit par la loi. En outre, des ordonnances de police imposèrent la présence des commissaires de police dans l'embaumement, afin d'y recueillir un échantillon des liquides employés et de rechercher et de poursuivre, s'il y avait lieu, l'usage de tout composé arsenical.

Ces mesures de l'autorité sont faciles à comprendre. Après un empoisonnement par l'arsenic, il serait possible de faire embaumer le corps par cette substance, afin de dissimuler l'empoisonnement. On rendrait ainsi toute recherche médico-légale inutile, et l'impunité du crime serait assurée.

Mais si l'interdiction de l'arsenic se justifiait d'elle-même aux yeux de tous, elle avait en même temps une grande influence sur l'avenir des procédés d'embaumement. En effet, elle atteignait mortellement la méthode Gannal et laissait le chlorure de zinc sans antagonisme. Les expériences de l'Académie de médecine venaient de démontrer que le sulfate d'alumine ou le chlorure d'aluminium, qui formaient la base de son liquide conservateur, étaient insuffisants sans l'addition de quelques onces d'acide arsénique. Or l'arsenic étant désormais exclu des embaumements, on en déduisit la conséquence légitime que le procédé Gannal ne pouvait plus conserver. L'opération que j'avais instituée restait donc non-seulement comme la méthode la plus convenable, mais encore comme la seule qui fût scientifiquement expérimentée, comme l'unique procédé certain. Cela peut être affirmé plus que jamais aujourd'hui. Pendant quinze années je n'ai été témoin d'aucun fait qui puisse invalider le verdict de l'Académie de médecine, et le chlorure de zinc reste toujours, à mes yeux, le premier les liquides conservateurs.

Je pratiquais alors l'injection le plus souvent par une des artères carotides primitives. Il fallait pour cela un certain nombre de moyens dont l'ensemble constituait la trousse de l'opérateur. Cette trousse consistait en deux boîtes renfermant, l'une les instruments, et l'autre les liquides.

Le nécessaire des liquides contenait dans des cases rembourrées : 1° Un flacon de verre, bouché à l'émeri, avec six litres d'une dissolution de chlorure de zinc à 40° de l'aréomètre de Baumé. 2° Un flacon également de verre, bouché comme le précédent, et contenant un demi-litre d'un mélange d'essences de néroli, de lavande et de girofle. 3° Deux fioles communes bouchées au liége, destinées à prendre deux échantillons du liquide employé, un pour le commissaire de police présent à l'opération et l'autre pour le chirurgien. 4° Une aiguière de vermeil pour recevoir le chlorure de zinc à injecter.

La boîte des instruments contenait : 1° Une seringue de 8 décilitres et pouvant être manœuvrée facilement à la main et sans poignées. Cette seringue s'ajustait à frottement sur un embout à robinet, lequel, à son tour, s'ajustait à trois canules un peu courbes et de trois calibres décroissants, le plus fort étant environ du calibre de l'artère carotide primitive. La seringue ,l'embout et les canules étaient d'argent ou de cuivre et servaient à l'embaumement des adultes. 2° Une seconde seringue de 5 décilitres, avec son embout et ses trois canules, d'un calibre décroissant inférieur de moitié au précédent. Ce petit appareil était employé pour les jeunes sujets. 3° Un bistouri droit, un porte-ligature, une pince, un ciseau,

une sonde cannelée, un paquet de ligatures de fil
de soie et ciré, trois aiguilles à suture, et enfin des
coques de cire blanche pour recouvrir les globes
oculaires et soutenir les paupières abaissées.

Lorsqu'il y avait lieu de pratiquer un embaumement, je m'assurais d'abord du concours d'un
aide exercé, et même de deux aides, si l'embaumement devait être suivi de l'exposition du corps
dans ses habits. Je devais également prendre certaines précautions et faire quelques démarches
préliminaires à l'opération.

Dans l'état actuel de la législation et des ordonnances de police, nul ne peut être embaumé
avant l'expiration de vingt-quatre heures, à courir
de la déclaration de décès faite à l'autorité municipale. Cette disposition est très-regrettable. Il
s'ensuit, en effet, que certains corps ne peuvent
être embaumés qu'après deux jours et même
deux jours et demi de mort. Une personne qui
succombe le samedi ou la veille d'un jour férié,
par exemple, après cinq heures du soir, ne peut
être déclarée morte ce jour-là, les bureaux de
mairie étant fermés à cinq heures. Le décès ne

pourra pas être déclaré davantage le lendemain, les bureaux restant fermés les dimanches et fêtes. Cette déclaration ne pourra être reçue que le surlendemain, à dix heures, les bureaux n'ouvrant pas avant neuf heures du matin. Le délai légal pour l'embaumement n'expirera donc encore que le lendemain, à la même heure, et l'opération ne pourra être pratiquée que soixante ou soixante-dix heures après la mort.

Qui ne voit combien ces retards laissent à la décomposition le temps de faire des progrès redoutables pour l'embaumement et même pour la salubrité publique? L'art peut bien réparer les outrages superficiels de la mort, mais il ne saurait effacer entièrement les empreintes d'une destruction trop profonde. Il importe donc, avant tout, de les modérer autant que le permettent des moyens trop restreints par la loi.

Dans ce but, l'aide-chirurgien, muni d'un flacon de 600 grammes de chlorure de zinc à 45° de Baumé et additionné de quelques grammes des essences indiquées plus haut, se rendait sans retard près du défunt. Après avoir découvert l'abdomen avec décence, il le lavait avec une serviette imprégnée de sel de zinc, et, si c'é-tait un homme, il lavait de la même manière les parties sexuelles. Enfin il recouvrait le bassin avec cette serviette arrosée de ce chlorure aromatisé en replaçant ensuite les couvertures dans l'état où elles étaient à son arrivée.

Cette ablution locale n'est point une garantie absolue contre toute décomposition, mais elle en retarde la marche dans l'abdomen, et ce retard est important, car la décomposition abdominale est la plus rapide et la plus redoutable pour l'opéra-teur, à cause de la pression exercée par ses gaz sur les liquides de l'estomac et des grosses veines, liquides qui se trouvent alors refoulés vers la face, où ils altèrent profondément tous les traits. Il re-tirait du lit les édredons ou les couvertures épaisses qui auraient pu concentrer autour du corps une température trop favorable à sa décomposition, et, s'il y avait lieu, faisait éteindre le feu de l'appar-tement et ouvrir ses fenêtres.

Lorsque l'heure de l'embaumement était venue, je visitais les boîtes pour m'assurer de la présence,

en bon ordre, de tout ce qui pouvait être nécessaire, et l'aide les plaçait ensuite dans une voiture
convenable. Alors on se rendait à la mairie de
l'arrondissement sur lequel le décès avait eu lieu,
pour retirer au bureau municipal des funérailles
un bulletin pour l'embaumement portant la date
légale de la déclaration de la mort, et on le portait au commissaire de police du quartier en l'in-
vitant à venir assister à l'opération. On se rendait
alors au domicile du défunt.

En arrivant, l'aide montait les boîtes dans l'appartement mortuaire, et demandait au personnel
de service une douzaine de serviettes, deux bou-
gies courtes et un guéridon. Après l'avoir recouvert de linge blanc, il y disposait les instruments
et les liquides avec ordre et sous ma main.

Alors, après avoir dégagé la région cervicale
du sujet, je pratiquais sur un des côtés du cou,
vers son tiers inférieur, en dedans du muscle
sterno-mastoïdien, une incision longitudinale de
deux pouces environ, intéressant la peau et le
tissu cellulaire sous-cutané. Je décollais ensuite
avec les doigts les tissus profonds, et je détruisais

avec la pince et le bistouri, patiemment, les adhérences de l'artère carotide primitive, soit avec la veine jugulaire, soit avec les tissus, et, passant la sonde cannelée sous le vaisseau, j'arc-boutais ses extrémités sur les deux bords de la plaie. Alors je plaçais une ligature sur le haut de l'artère, et je pratiquais au-dessous, sur ce vaisseau, une incision longitudinale dans laquelle j'introduisais une grosse canule en la fixant sur l'artère par une ligature serrée. Enfin j'ajustais sur la canule l'embout à robinet. Alors l'aide, aspirant dans la grosse seringue le liquide de l'aiguière, remplissait cet instrument, l'adaptait à l'embout, et poussait lentement son contenu dans le système artériel. Lorsque la seringue était vidée, on fermait le robinet de l'embout, on retirait l'instrument pour le remplir de nouveau et pour recommencer une nouvelle injection. Cinq, six litres de liquide étaient ainsi conduits dans l'arbre artériel, qui les distribuait à toutes les parties du corps. Les premiers étaient poussés, coup sur coup, sans interruption, les autres avec un intervalle d'une demi-heure entre eux. J'avais pour but, en ce moment, d'éviter une tension trop forte des vaisseaux, dans la crainte de quelque rupture artérielle, et je donnais au liquide le temps de s'infiltrer un peu dans les tissus.

L'injection terminée, je plaçais une ligature solide sur l'artère carotide, au-dessous de la canule, que je détachais ensuite avec son embout, et je rapprochais exactement les lèvres de l'incision avec une aiguille à suture et un fil de soie.

Alors l'aide versait quelque essence sur la chevelure, passait sous les paupières deux coques de cire et fermait les yeux. Il rangeait ensuite ses instruments et ses boîtes, et le chirurgien se retirait avec lui.

Tel était l'embaumement qui sortit des conclusions du rapport de l'Académie de médecine. En cet état, il était sans doute bien supérieur à tout ce qui avait été pratiqué jusque-là. Cependant il laissait encore beaucoup à désirer. L'expérience et le temps vinrent tour à tour mettre successivement en lumière les défectuosités de ses moyens et de sa méthode.

Les corps savants peuvent bien attacher exclusivement leur intérêt à la conservation intégrale des corps, et lorsqu'un procédé a réalisé cette condition, comme le fit le chlorure de zinc, sous les yeux de l'Académie, ils peuvent se déclarer satisfaits. Mais le public est plus exigeant, et la forme de la conservation ne lui est point indifférente. Moins heureux que les anciens opérateurs égyptiens qui rendaient aux familles un corps enveloppé de bandelettes et absolument invisible pour elles, les chirurgiens de nos jours laissent, sous les yeux, des embaumements soumis à des observations très-délicates. Si les traits se montrent altérés ou modifiés dans leur volume, ou même dans leur coloration, il surgit autour de leur œuvre un mécompte d'autant plus vif que le souvenir d'une image toujours chère est devenu, depuis la mort, plus précieux et plus attachant. L'embaumement, dans les classes élevées de l'Europe, n'est point la momification égyptienne. S'il n'est plus la vie, il doit être au moins son apparence, et, s'il leur faut accepter la dure réalité de la mort, elles ne veulent point en supporter les outrages sur ceux qu'elles ont perdus. Ces condi-

tions sont délicates à remplir, et en ce moment
beaucoup de ceux qui entreprennent une semblable opération sans y être très-exercés, ne l'entre-
prendront pas deux fois au même foyer. J'en ai
pour garant les embarras, les soucis et le malaise
que cette opération m'a causés, malgré une très-
longue et très-attentive pratique. Il ne sera donc
pas sans intérêt de faire assister le lecteur aux
péripéties qu'elle a traversées pendant quinze ans.
Je réunirai ce que j'ai à dire à cette occasion sur
les sujets suivants : choix de l'artère à injecter,
composition des liquides, coloration des parties
visibles du corps, infidélité de la méthode d'injection.

On croit, en général, que les injections conservatrices doivent être exécutées par l'une des
artères carotides primitives. Il ne faut point être
exclusif sur ce point, et même, si cela se peut, il
faut choisir une autre artère. Aux yeux d s
familles, le cou est une région noble qu'il est
regrettable d'inciser. D'ailleurs l'incision y est
quelquefois accompagnée de la blessure de quelque branche des veines thyroïdiennes, blessure

qui devient embarrassante, à la fin de l'injection, par le retour de liquides sanguinolents. La vue de cet écoulement venant du cou affecte péniblement les parents qui assistent à l'opération. Cette hémorrhagie force le chirurgien à placer des ligatures sur ces veines, à travers une incision étroite, ce qui n'est pas toujours sans difficultés et sans tâtonnements pénibles pour tout le monde. D'un autre côté, on rencontre souvent des sujets offrant de l'embonpoint, avec un cou volumineux et court, chez lesquels les artères carotides primitives sont toujours profondes, ce qui embarrasse la manœuvre pour la pose des canules et des ligatures et pour le jeu de la seringue. Enfin, l'injection par une des carotides primitives a l'inconvénient de donner un volume inégal aux deux côtés du visage. En effet, le côté où se pratique l'injection ne reçoit le liquide qu'indirectement par l'artère vertébrale, les artères cérébrales, les rares anastomoses de l'artère ophthalmique sur le front, et celles des faciales entre elles. Le côté opposé les reçoit, au contraire, directement et de plein jet par sa carotide externe. Cet abord différent de l'injection dans les joues produit l'inégalité de leur volume, altère l'expression et le caractère du visage, objet de toute l'attention des familles, et n'échappe pas toujours aux assistants.

L'artère la plus convenable pour l'injection, dans la grande majorité des cas, est l'artère crurale, immédiatement au-dessus du bord supérieur du muscle couturier. Le choix de cette artère oblige, il est vrai, d'introduire une seconde canule dans le bout inférieur du vaisseau pour injecter l'extrémité du membre, mais j'ai trouvé que ce supplément de manœuvre était bien racheté par d'autres avantages. Cette artère est dans une région plus accessible et moins réservée que le cou. Il n'y a sur ce point que des veines peaussières dont la blessure ne peut donner lieu à aucun retour hémorrhagique sérieux. En outre, cette artère conduit directement l'injection dans les grands viscères de l'abdomen et dans le canal intestinal, qui se trouvent ainsi pénétrés le plus intimement, ce qui n'est pas sans intérêt, ces organes étant le siége le plus redoutable de la décomposition. Enfin l'injection poussée par l'artère crurale aborde le visage par ses deux côtés à la fois, de manière à produire une égale tension dans ses vaisseaux et une égalité de volume dans toutes ses parties.

Du reste, il faut être prêt, en général, pour toute opération sur quelque artère que ce soit. Nous avons rencontré des cas dans lesquels il nous était imposé pour condition de ne pas même voir le corps à embaumer. Ce corps devait rester dans son lit et sous un voile. Nous n'avions alors que la ressource de sortir un des bras comme pour une saignée, et de découvrir l'artère brachiale à la partie inférieure et interne du muscle biceps. Je remplissais alors patiemment le système artériel de six litres d'injection par cette branche éloignée, mais encore très-suffisante.

Mais c'est surtout dans les cas de mort violente, à la suite de duels ou de blessures par armes à feu, qu'il est de toute nécessité de posséder une connaissance étendue de l'anatomie pour pratiquer des embaumements. Rien n'est de trop alors pour remplir honnêtement la tâche dont on est responsable. J'ai embaumé, entre autres sujets, dans ce cas, les morts de la révolution de 1848 déposés à l'hôpital de la Charité, et ce ne fut qu'après des ligatures et des injections partielles faites dans les régions du corps les plus variées, qu'il devint possible d'atteindre un résultat satisfaisant, constaté depuis officiellement.

Je pratiquai donc pendant plusieurs années l'injection des embaumements par l'artère crurale. Le corps restant dans le lit, je découvrais seulement le haut de la cuisse la mieux placée pour la facilité de l'opération, et je ramenais la chemise sur les parties sexuelles. Alors, avec un bistouri, j'incisais la peau et le tissu cellulaire sous-cutané vers le milieu du membre, au-dessus du bord supérieur du muscle couturier et dans la longueur de deux pouces environ. Cette incision longitudinale était ensuite agrandie en profondeur. Alors l'aide allumait une bougie, écartait une des lèvres de la plaie avec la sonde cannelée, et je dégageais l'artère crurale de ses adhérences, laissant la veine de même nom en dedans et le nerf plus en dehors. Quand cette artère était bien libre, je plaçais la sonde cannelée au dessous d'elle et en arc-boutant ses extrémités sur les bords de l'incision. Alors j'ouvrais l'artère dans la longueur d'un pouce et je glissais dans son intérieur deux canules dirigées, une vers l'abdomen, l'autre vers le genou, et je les fixais sur l'artère avec deux ligatures serrées, en m'assurant ensuite de leur solidité. Enfin je plaçais l'embout à robinet sur la canule abdominale.

Alors l'aide, prenant la seringue choisie pour l'injection, la remplissait par aspiration du liquide contenu dans l'aiguière, l'ajustait sur l'embout et poussait le liquide vers le cœur. Cinq seringues étaient introduites de cette manière et avec les précautions que j'ai indiquées pour l'artère carotide primitive. Alors je plaçais une ligature serrée au-dessus de la canule qui venait de servir; je la détachais et je mettais son embout à la canule restée en place, et l'aide y poussait le reste du liquide. Je plaçais alors une ligature au-dessous d'elle, et je la retirais enfin pour rapprocher les lèvres de l'incision par quelques points de suture.

Les dissolutions de chlorure de zinc employées dans l'embaumement étaient l'objet de mon attention spéciale. Je les purifiais non-seulement de tout arsenic, mais encore du fer que pouvait contenir le zinc. Je dissolvais dans de l'acide chlorhydrique un peu étendu d'eau, et dans des vases de terre, du blanc de zinc, oxyde obtenu par la sublimation du métal et dépourvu de fer. J'avais pour but d'éviter, sur le lit et le linge blanc dont les corps étaient revêtus, les taches ocreuses que le liquide ferrugineux produisait par accident. Enfin, vers la fin de cette dissolution, j'ajoutais au blanc de zinc de la grenaille de ce métal, réalisant ainsi un véritable appareil de Marsh qui éliminait, sous forme d'hydrogène arséniqué, tout l'arsenic que pouvait contenir l'oxyde de zinc avec lequel l'arsenic aurait été sublimé.

Mais c'est au point de vue de sa concentration, que le chlorure de zinc attirait particulièrement la vigilance. L'expérience m'apprit bientôt la différence qui existe entre les artères athéromateuses des vieillards et les artères minces et transparentes des jeunes sujets, des enfants surtout.

Les premiers supportent sans rétraction le contact du chlorure de zinc à 40° de Baumé. Les autres se crispent, au contraire ; leur calibre diminue et peut même s'effacer presque complétement. J'ai rencontré des médecins qui se plaignaient de l'impossibilité où ils s'étaient trouvés d'injecter plus de deux seringues de liquide, et manifestaient leurs doutes sur la conservation opérée par cette quantité de liquide. Ils avaient raison. L'introduction du chlorure de zinc, très-facile pour les vieillards, au-dessus de 40°, est très-difficile pour les enfants à ce degré-là. J'avais dans ma trousse un aréomètre de Baumé, et, suivant l'âge des jeunes sujets et la transparence de leurs artères, je descendais le degré jusqu'à 20°, en ajoutant de l'eau au liquide d'injection.

Mais ce qui rend surtout le chlorure de zinc d'une application très-délicate, c'est son action spécifique sur la peau. Dès que l'embaumement doit être pour les familles l'image d'un sommeil tranquille, il faut que les traits ne soient altérés en rien. Or les préparations métalliques conservatrices sont loin d'être sans effet sur eux. Le chlorure de zinc coagule l'albumine des tissus qu'il pénètre, et le visage où cette réaction a eu lieu perd sa transparence. Sur les personnes d'un teint brun, il offre d'abord des marbrures d'un aspect singulier, tenant à la décoloration des points où le liquide a cheminé, les autres parties restant encore brunes. Mais peu à peu le visage entier est imprégné et devient uniformément d'un blanc mat, qui étonne les familles. Enfin, dans les expositions qui durent pendant quelques jours, il produit l'amaigrissement rapide de tous les traits, qui prennent un ton gris terreux. La tête, élevée sur des coussins, est alors abandonnée par les liquides dénués désormais de plasticité albumineuse, et ces liquides, uniquement salins, obéissent plus facilement à la pesanteur et gagnent les points déclives du corps.

J'ai fait, pendant plusieurs années, tous les efforts imaginables pour atténuer ces effets si regrettables du chlorure de zinc. J'ajoutai à la trousse d'embaumement une boîte de fard, ainsi qu'un flacon renfermant une dissolution de carmin dans de l'acétate d'ammoniaque. Ces produits étaient destinés à couvrir l'action pénible du chlorure de zinc sur le visage et à rétablir son aspect naturel. Mais combien ces ressources étaient insuffisantes! Combien elles étaient regrettables à pareille heure! Aussi leur application n'était-elle que superficielle et rapide, et je m'efforçais, par d'autres moyens, d'entourer l'opération d'accessoires qui en rehaussaient le prix aux yeux des familles. Tout alors devenait l'objet d'une minutieuse attention.

Le personnel attaché au service du défunt renouvelait sous mes yeux le linge du lit et du corps, et, s'il y avait lieu, procédait aux soins de toilette nécessaires et faisait disparaître de l'appartement tout ce qui pouvait rappeler les souffrances et la confusion des derniers moments. Le visage était alors coloré très-légèrement et recouvert d'un voile transparent. La lumière du jour et des cierges était distribuée discrètement autour de lui. Des essences étaient répandues sur les tapis, et dans cet appartement naguère en désordre et désolé régnaient bientôt une calme pénombre, un pieux recueillement, une atmosphère doucement pénétrante.

C'est par un tel ensemble de soins et de dispositions que l'embaumement était devenu, il y a une douzaine d'années, une opération fréquente dans tous les rangs de la société parisienne.

C'est à l'ignorance de toutes les précautions et de tous les détails que comportent les embaumements qu'il faut attribuer aujourd'hui la diminution de leur prestige. Ils ne consistent pas uniquement en une injection plus ou moins complète, comme je l'ai cru moi-même au début, comme le pensent peut-être la plupart des opérateurs actuels. Les familles acceptent sans doute le fait accompli tel quel, mais elles en gardent un triste souvenir, la pratique devient rare, et l'on tente des retours vers les anciens procédés. Mais les chirurgiens qui n'auront dans leur carrière, et de loin, que des occasions fortuites de pratiquer un embaumement, peuvent-ils s'attacher à la recherche des soins qu'il exige? Il n'y a évidemment que des spécialistes qui puissent le faire avec intérêt, car ils y trouvent la rémunération de leurs efforts et une satisfaction personnelle dans la satisfaction générale qui s'exprime autour d'eux en termes souvent touchants.

Cependant je ressentais vivement l'imperfection de la méthode pour la conservation des traits, et je recherchais avec obstination les moyens d'y remédier. Je venais alors de découvrir la circulation dérivative des membres et de la tête chez l'homme, travail approuvé par l'Académie de médecine et couronné par l'Académie des sciences. Je savais donc que la circulation du visage est une circulation à part, isolée, et n'ayant avec la circulation profonde du crâne que de faibles communications par les anastomoses de l'artère ophthalmique avec la faciale.

En effet, le système artériel de la tête est divisé en deux parties distinctes, représentées par les carotides internes et les vertébrales d'une part, et par les carotides externes de l'autre.

Le système vertébro-carotidien se distribue au cerveau, il est intra-crânien; renfermé dans la dure-mère, il n'envoie au dehors de cette membrane

qu'une artère, l'artère ophthalmique, unique
trait d'union avec le système carotidien externe.
Celui-ci est superficiel, péricrânien, peaussier ;
c'est le système artériel de la face, c'est lui qui
donne au visage son aspect, sa pâleur ou son
coloris. Si l'on veut bien y réfléchir, on verra
que ces deux systèmes vasculaires peuvent être injectés séparément : celui du visage par les artères
carotides externes, celui du cerveau par le bout
central d'une des artères carotides primitives,
l'injection revenant dans le crâne par les artères
vertébrales.

On verra que ces deux injections peuvent
être faites par une seule incision à la peau du cou,
la peau dans cette région étant très-mobile et
permettant d'appeler l'incision à droite et à
gauche pour découvrir l'origine des carotides
externes.

On comprendra enfin que l'injection du visage
faite par ces artères, au début de l'embaumement,
avec un liquide à part, ne permettra pas à l'injection générale de chlorure de zinc faite ensuite
par le bout cardiaque d'une carotide primitive,

de revenir par l'artère ophthalmique dans la face, puisque ses vaisseaux seront alors déjà remplis.

D'un autre côté, les artères labiales, nasales sous-orbitaires, auriculaires, qui se distribuent aux points les plus colorés du visage, présentent dans ces parties des vaisseaux capillaires plus larges que dans le reste de la face. Cette particularité, inconnue jusqu'à moi, explique pourquoi ces divers points sont le siége, pendant la vie, d'une circulation sanguine plus abondante qui les anime particulièrement.

Il résulte de cette disposition anatomique qu'une injection colorée entre dans ces larges capillaires avant de pénétrer les autres, et qu'elle y apparaît comme le sang y apparaissait pendant la vie. Il en résulte encore qu'elle y est plus ou moins visible suivant que le nombre et le volume de ces capillaires sont plus ou moins grands ; de sorte que la coloration est réglée dans sa distribution et dans sa vivacité par les vaisseaux eux-mêmes, variant sur chaque sujet. L'injection d'un liquide sans action sur la peau et coloré peut donc faire

retrouver au visage une animation naturelle, inu-
tilement recherchée jusqu'à ce jour.

Enfin le volume des traits amaigris par les
maladies peut être restitué. La peau de la face est
extrêmement vasculaire. Certaines parties, les
lèvres, les joues, le nez, peuvent être assimilées
à des tissus véritablement érectiles. Les mouvements sanguins qui les congestionnent, soit
pendant l'état de santé, soit dans certaines maladies, nous montrent la richesse de cette vas-
cularité, et doivent faire pressentir la puissance
de l'art sur le volume de ces parties. Une injection bien faite par les deux artères carotides
externes ramène les formes premières du visage
depuis longtemps perdues.

Mais quel pouvait être le liquide de cette injection? Il fallait un antiseptique sans action sur la
peau, sans action sur les substances colorées qu'on
pouvait y suspendre, et assez dense pour obéir
difficilement à la pesanteur, afin de maintenir le
volume naturel des traits.

Aucune des substances conservatrices à base
métallique n'est capable de remplir ces diverses

indications. Sels de zinc ou d'alumine, de mercure, d'étain ou de fer, acide chromique ou chro-
mates solubles, tout ce qui est métal des dernières
classes altère la transparence des traits en précipitant plus ou moins l'alumine de leurs liquides
naturels. Mais il est une classe d'antiseptiques
qui n'offre aucun de ces inconvénients ou de
ces dangers : ce sont les sulfites alcalins. L'un
d'eux, le sulfite d'ammoniaque, rendu plus
dense par 25 pour 100 de dissolution gommeuse, maintient aisément la forme et le volume des traits. Ce sulfite cristallise en outre difficilement, tandis que celui de soude ou de potasse
abondamment injecté forme de gros cristaux qui
donnent à la peau une apparence irrégulière et
granulée. En outre ce liquide peut être coloré
facilement par une dissolution de carmin dans
l'acétate d'ammoniaque.

Dans les dernières années de ma pratique,
j'opérais donc les embaumements par deux injections distinctes : une locale, pour le visage et
l'extérieur du crâne seulement, par les artères
carotides externes, et avec le sulfite ammoniacal

dont je viens de parler ; l'autre, générale, pour
le tronc, les membres et l'intérieur du crâne, par
le bout central d'une des carotides primitives,
et avec le chlorure de zinc à 40° de Baumé. Ces
injections étaient faites de la manière suivante :

Je pratiquais une incision sur la ligne médiane
du cou ; cette incision divisait la peau au-dessous
de l'os hyoïde dans la longueur de deux pouces
environ. Par cette ouverture, les adhérences de
la peau, de chaque côté, étaient disséquées jusque
sur le trajet des artères. Alors je ramenais l'ouverture du milieu du cou sur un de ses côtés, et je
mettais à nu le point où naissait la carotide externe.
Je dégageais les artères avec soin, je plaçais une
ligature sur la carotide interne, et je fixais
dans la carotide externe une canule courte, bouchée au liége. Alors je ramenais l'incision de la
peau sur le côté opposé du cou, et je recherchais
les mêmes artères. Je plaçais une ligature sur la
carotide interne, une autre sur la carotide
primitive, et je fixais sur la] carotide externe une canule courte, également bouchée
au liége.

Alors prenant moi-même la petite seringue de la trousse, je la remplissais en aspirant le sulfite coloré versé dans l'aiguière, et j'injectais cette canule jusqu'à ce que la coloration et le volume de ce côté du visage fût devenu satisfaisant. J'opérais ensuite de la même manière sur la canule de l'autre carotide externe, et lorsque le côté correspondant de la face avait atteint également une couleur et une plénitude convenables, je liais successivement les deux artères que je venais d'injecter et je détachais leur canule. Alors je fixais sur la carotide primitive restée libre une grosse canule, et l'aide poussait dans tout le corps et comme à l'ordinaire cinq ou six seringues de chlorure de zinc. L'injection terminée, je liais cette carotide, j'enlevais la canule, je rapprochais sur le milieu du cou l'incision de la peau par quelques points de suture, je roulais autour de lui deux tours de bande de flanelle imbibés de chlorure de zinc et recouverts ensuite par le linge du corps.

On procédait alors aux détails d'habillement nécessaire. Ces soins, exécutés de préférence

par le personnel de service ou par les aides
sous mes yeux, consistaient à laver et à raser le
visage s'il y avait lieu, à verser sur la chevelure
disposée convenablement des essences aromatiques, à passer sous les paupières les coques de
cire, à revêtir le défunt de linge blanc, à exécuter
enfin toutes les prescriptions d'ordre intérieur de
l'appartement dont il a été question plus haut.
S'il n'y avait pas d'exposition, le corps restait
ensuite dans son lit. S'il y avait exposition privée,
il était assis sur un fauteuil, on lui passait les
habits indiqués par la famille, on renouvelait
le linge du lit et enfin, on y déposait le corps,
la tête haute et visible dans toutes ses parties.
S'il y avait exposition publique, le défunt était
revêtu de ses habits officiels, religieux ou militaires, avec les insignes des charges et les distinctions dont il avait été honoré pendant la vie, et
enfin il était porté sur l'estrade de la chapelle
ardente où il devait rester exposé.

Alors les aides enlevaient les instruments et les
boîtes, et le chirurgien se retirait.

J'ai fait alors, par ces procédés, des embaumements très-remarquables et dont le souvenir subsiste toujours. Par une seule incision, j'injectais différemment le corps et le visage, et par ces liquides colorés l'art atteignait un pouvoir qu'il ne connut jamais dans le cours de sa longue évolution. Rien n'eût été plus facile que de reproduire toutes les apparences de la vie, car la forme, le volume, la coloration des traits, se trouvaient absolument en mon pouvoir. Mais la mort ne pouvait être oubliée, sa présence impose une juste mesure que l'art ne saurait franchir sans se blesser lui-même. Dépasser le nécessaire pour faire montre de talent, serait un oubli des convenances dans ces circonstances délicates. A ces heures suprêmes de la mort, la douleur, le regret, le dévouement impuissant, donnent à la sensibilité des âmes des proportions inconnues, si l'on n'en a pas été le témoin. Toute dissonance visible de sentiments serait une blessure pour ces douleurs muettes qu'on ne peut approcher sans respect et sans une émotion contenue. Aucun art plus que celui-ci n'a besoin de réserve et de dignité. Il est appelé pour servir de nobles souffrances morales, et chacun doit s'efforcer de les servir comme elles le méritent.

Cependant au milieu de ces succès il y avait encore un point défectueux, et ce point tenait à la méthode d'injection elle-même.

L'injection artérielle, comme moyen d'introduire un liquide dans toute la partie artérielle du système sanguin, était connue depuis longtemps dans les études anatomiques. Elle y était même connue comme un moyen délicat et sujet à des insuccès fréquents. Les injections générales, soit de suif, soit de cire fondue, ne réussissent pas toujours, surtout dans les extrémités éloignées du point d'impulsion. Pour faire alors des injections bien réussies, il faut qu'elles soient partielles. Lorsque cette méthode fut admise à porter des liquides conservateurs d'un seul point dans toute l'étendue de l'arbre artériel, on ne demanda même pas si elle serait toujours suffisante, si elle ne trouverait jamais dans sa route aucun obstacle à sa marche. Les premiers essais réussirent et firent évanouir des doutes, s'ils s'étaient élevés dans quelque esprit positif. Il fallait, pour ouvrir

les yeux, que ce procédé d'injection fût pratiqué
sur une grande échelle et sous les regards de
tous. Or, cette expérience se trouva involontaire-
ment instituée, le jour où mon travail sur le sulfite de soude fut appliqué dans les amphithéâtres
d'anatomie, dans des proportions qui dépassent
aujourd'hui plus de quarante mille sujets. Or, il
est résulté de cette grande expérimentation, que
la méthode d'injection est incertaine, pour les
extrémités des membres particulièrement. Si l'on
visite les salles d'anatomie, on y trouve toujours
un ou plusieurs corps dont les pieds et les mains
sont dans un état de décomposition plus ou
moins avancée, quand le reste du sujet est toujours dans l'état normal. On voit même quelquefois dans les parties volumineuses des membres,
des parties altérées qui forment comme des îles
verdâtres au milieu des tissus environnants toujours naturels.

Frappé de ces résultats, je recommandai au
personnel chargé du service des injections d'apporter toute son attention à faire pénétrer le
liquide conservateur jusque dans les points les

plus éloignés. Tout fut inutile. Ce personnel a été renouvelé plusieurs fois, mais sans plus de succès. Il faut donc admettre que, dans un certain nombre de cas, il est impossible de porter dans certaines parties du corps des moyens antiseptiques par la méthode d'injection. Il est pénible sans doute d'arriver à cette conclusion ; mais si l'on réfléchit qu'il y a souvent dans les artères, après la mort, soit des concrétions fibrineuses, soit de petits caillots sanguins, on ne sera pas surpris que l'injection les pousse devant elle jusqu'à ce qu'ils arrivent dans des divisions de l'arbre artériel trop petites pour leur donner encore passage, et y forment un tampon obturateur qui ne permet pas à l'injection d'aller plus loin en quantité suffisante et d'assurer la conservation au delà de cet obstacle à sa marche.

Pour remédier autant que possible à cette nouvelle imperfection de l'embaumement, l'aide se rendait au domicile mortuaire, à l'heure de l'ensevelissement du corps, pour entourer les pieds, les mains et la tête de flanelle et de laine imprégnées de chlorure de zinc à 45° de Baumé.

Cependant mon esprit resta, dans la retraite, sous l'impression des difficultés que l'embaumement présentait et sous le coup de l'infidélité possible de la méthode d'injection dans d'autres parties que les extrémités des membres. Dès que cette opération passerait dans toutes les mains, il était à prévoir qu'elle deviendrait une ressource pour des agents sans instruction suffisante, et peut-être sans la conscience des sentiments qu'elle exige toujours. Ces doutes se sont-ils réalisés ? Je laisserai la question sans réponse. Faut-il attendre un autre résultat de la publication de ce livre ? Je ne sais. Les médecins, dont l'embaumement devrait être l'apanage exclusif, sont en général peu préparés à cette opération. Ils ont trop oublié qu'elle était, il y a cinquante ans seulement, du domaine à la fois des médecins et des chirurgiens les plus dignes. Un petit nombre d'entre eux sera d'ailleurs en mesure de pratiquer les injections spéciales du visage, qui, sans être très-difficiles, sont pourtant encore délicates. La méthode d'injection la plus aisée, celle que nous avons vue si défectueuse.

sera donc peut-être appliquée de préférence et par toutes sortes de mains, et l'embaumement perdra de plus en plus la faveur publique, s'il ne surgit pas quelque méthode nouvelle simple et sûre, quelle que soit d'ailleurs l'habileté des opérateurs.

Un semblable résultat doit-il être espéré ?

RECHERCHES NOUVELLES

MILIEUX CONSERVATEURS

On a écrit que la conservation du corps humain
était impossible dans nos climats du nord, leur
basse température et leur humidité s'opposant à
toute dessiccation définitive. Rien n'est moins
fondé. La dessiccation n'est pas le seul moyen de
soustraire le corps de l'homme à la décomposition. D'ailleurs, si la nature a recours à ce procédé dans les sables de l'Égypte, elle ne l'oublie
pas en Europe. Elle a même, en outre, dans ce
pays des méthodes supérieures à la momification
égyptienne, car les restes humains qu'elle y conserve gardent leurs formes, leur couleur et leur
souplesse beaucoup mieux que les momies des dé-
serts africains.

En effet, il y a dans notre pays des lieux restés
remarquables pour avoir assuré les corps humains
qu'ils recevaient contre toute putréfaction. Je ci-
terai particulièrement les souterrains des Corde-
liers et des Jacobins de Toulouse, le cimetière de
Saint-Nicolas, les caveaux de Saint-Michel, à Bordeaux. « Le sacristain des Jacobins de Toulouse,
dit le père Labat, dans ses voyages, nous con-
duisit dans une espèce de cellier autour duquel
il y avait un assez grand nombre de corps de nos
religieux, rangés à côté les uns des autres, secs,
légers et si peu défigurés, que ceux qui les avaient
connus vivants les reconnaissaient et les nom-
maient. J'en pris quelques-uns, entre autres celui
d'un jeune religieux mort à dix-huit ans. La jeunesse était encore peinte dans les traits de son visage, et, excepté la couleur, rien ne lui man-
quait pour le faire croire vivant. Rien de plus
léger que ces corps. Le sacristain nous dit que
suivant la disposition du temps, ils étaient droits
ou courbés. Il nous dit aussi que suivant ses re-
gistres, il y avait des corps qui étaient depuis
plus de cent ans dans ce lieu. »

MM. les docteurs Boucherie, Bermont, Gaubert et Preissac fils nous fournissent des renseignements sur les caveaux de Saint-Michel de Bordeaux :

« Les cadavres qu'on montre à Bordeaux, dans le caveau situé sous la tour Saint-Michel, y ont été déposés en 1793, à peu près dans l'état où nous les y retrouvons aujourd'hui. Ils proviennent des sépultures de l'église et du cimetière qui était à sa porte. Une grande quantité d'os et de débris de parties molles, desséchées et conservées comme les cadavres entiers, forment une couche de dix-sept à dix-huit pieds, sur laquelle sont appuyées les extrémités inférieures de soixante-dix sujets, dressés en cercle le long du mur et maintenus dans la position verticale par des cordes qui les retiennent. Les uns, dit-on, reposaient dans la terre depuis plusieurs siècles, d'autres depuis soixante ou quatre-vingts ans au plus.

» Lors de notre visite, le 23 du mois d'août 1837, nous voulions constater avec soin l'état de ces corps, celui du milieu où ils se conservent depuis plus de quarante ans, et surtout nous procurer des lambeaux de la peau et des muscles, pour les examiner à loisir et les soumettre à quelques réactifs chimiques qui pussent nous révéler la présence de l'élément conservateur. Nous ne pouvions espérer de recueillir de la terre qui les avait recouverts, puisqu'ils étaient superposés à des débris jetés dans ce lieu à l'époque où ils y avaient été renfermés.

» Après nous être munis d'un thermomètre qui donnait 24° R., et d'un hygromètre à 34° (à l'air libre, l'un et l'autre), nous avons descendu trente à quarante marches qui conduisent au caveau. La fraîcheur ne nous a pas paru saisissante, comme elle l'est pour l'ordinaire à cette profondeur pendant les ardeurs de la canicule. Nos deux instruments déposés sur le sol, nous avons procédé à l'examen des cadavres.

» La peau de toutes ces momies, d'un gris plus ou moins foncé, desséchée et assez douce au toucher, fait éprouver la sensation d'un parchemin faiblement tendu sur des organes desséchés et de consistance d'amadou ; les articulations sont raides et inflexibles ; la poitrine, le ventre et le

crâne, examinés avec soin, ne laissent observer
aucune incision, aucune ouverture régulière qui
indique quelque trace d'embaumement, même des
plus imparfaits. Les différents organes du visage,
encore distincts chez quelques-uns, donnent de la
variété à ces physionomies ; deux ou trois présentent les poils de la barbe assez bien conservés,
les dents saines et recouvertes d'un émail bril-
lant. Les extrémités supérieures et inférieures,
exactement desséchées et entières chez beaucoup
de sujets, sont pourvues de toutes les phalanges ;
la dernière pourtant est dépouillée de l'ongle. La
peau, soulevée et considérée à sa partie interne,
est tannée comme à l'extérieur ; toute trace de
tissu cellulaire a disparu. Les muscles, séparés de
la peau, ont la couleur, la consistance et presque
la structure intérieure de l'amadou. La main introduite dans la poitrine y trouve quelques débris
des poumons, d'un réseau assez semblable à celui
des feuilles des arbres, dépouillées de leur partie
charnue : on dirait une masse de feuilles disséquées par les chenilles et rendues adhérentes par
les fils et la liqueur visqueuse que ces insectes y

déposent. Les intestins, desséchés aussi, sont à peu près dans le même état.

» Tels sont les principaux détails qui se sont présentés à nous dans le cours de notre examen : au premier aperçu, il paraît étonnant que ces corps, extraits depuis près de quarante ans du milieu où ils se sont desséchés, n'aient éprouvé aucune altération sensible dans un caveau situé profondément sous la terre et surmonté d'une construction telle que la tour de Saint-Michel. Revenons à nos instruments : peut-être nous aideront-ils à expliquer ce fait. Après une heure de séjour dans cette atmosphère, le thermomètre a passé de 24 à 18°, et l'hygromètre de 34 à 42°, ce qui donne une différence pour le premier de 6°, pour le second de 8°, différence bien faible, si on la compare à celle des caves et autres lieux dans la même position apparente. Cet état thermométrique et hygrométrique de l'air, toujours invariable, est, nous n'en doutons pas, une des circonstances les plus puissantes pour maintenir ces momies. A quoi, d'ailleurs, pouvons-nous attribuer ce double état de l'air dans le souterrain ?

Une fermentation lente, des mouvements de décomposition latente dans la masse énorme de débris animaux qui forment le sol de ce réduit, n'en sont-ils pas la cause probable ? Nous le pensons, et nous livrons cette idée à la méditation des savants. »

Nous citerons encore, parmi les conservations naturelles, les corps d'un couvent de Palerme et celles de l'hospice du mont Saint-Bernard. On voit que la nature, en Europe, n'est point avare d'exemples de momification. Nous apprendrons même, en l'interrogeant de plus près, que ses procédés y sont très-variés.

En effet, elle y obtient la dessiccation des corps par une haute température, comme dans les sables de l'Égypte. Les conservations des Jacobins de Toulouse doivent être rangées dans cet ordre de faits. Julia Fontanelle regarde la chaleur élevée des caveaux des Jacobins comme la cause principale de cette préservation. Les tombeaux de pierre où les morts étaient déposés s'échauffaient comme le milieu dans lequel ils se trouvaient, et si ces tombes étaient de pierre poreuse, comme la topographie de Toulouse peut le faire supposer, les corps des religieux devaient y perdre facilement leurs liquides. Enfin une exposition à l'air pendant quelque temps, à la sortie des sépulcres, achevait leur dessiccation.

Il en est tout autrement pour les momifications de Palerme et du mont Saint-Bernard. Dans le couvent des Capucins de Palerme il existait un canal souterrain dans lequel coulait un ruisseau. Sur ce canal les religieux avaient établi une grille sur laquelle ils déposaient leurs morts à nu. L'épiderme se décollait bientôt et le derme laissait transpirer et tomber dans l'eau les liquides profonds du corps sans subir de décomposition à cause de la basse température du lieu. Vers la fin de l'opération, les sujets étaient exposés à l'air libre pour compléter leur dessiccation, et rangés ensuite dans une chapelle.

C'est encore à l'action du froid, qui suspend toute fermentation, que les corps des voyageurs perdus dans les neiges des Alpes doivent leur momification, dans la morgue de l'hospice du grand Saint-Bernard. La température du couvent, à 7,200 pieds au-dessus du niveau de la mer, est rarement au-dessus de zéro, même en été. Dans la salle de la morgue, deux fenêtres, directement opposées et toujours ouvertes, y entretiennent un courant continuel d'air froid, et les corps dressés le long des murailles s'y momifient lentement.

Mais ce n'est pas seulement par les extrêmes de la température du climat européen que la nature obtient la conservation des dépouilles mortelles de l'homme. C'est aussi, quelquefois, par une véritable réaction chimique. Les momies des caveaux de Saint-Michel, à Bordeaux, se trouvent dans ce cas. L'analyse que MM. Boucherie, Bermont, Gaubert et Preissac firent de quelques restes humains bien conservés et recueillis dans ce lieu, ne laisse point de doute à cet égard.

« Quelques morceaux de peau et de tissu musculaire placés dans l'acide hydrochlorique étendu d'eau et traités par l'ébullition, ont été dissous en totalité dans le liquide. Cette dissolution, traitée par le cyanure jaune de potassium, a fourni un précipité bleu très-abondant, et la présence du fer a été ainsi démontrée. Dès lors, nous avons pensé que la conservation de ces corps était due à la présence d'un composé de fer dans les terres où ils avaient été déposés. Mais le sang humain en renferme aussi ; était-ce la portion de cet élément de nos tissus que l'expérience mettait à nu ? Une suite d'expérimentations comparées sur certains tissus de momies, d'une part, et sur les mêmes tissus, desséchés au soleil, de sujets morts depuis peu de jours, nous ont prouvé jusqu'à l'évidence l'excès de fer dans les premiers. »

Comment ce fer avait-il été conduit dans les tissus du corps ? La terre fraîchement remuée et le vide du cercueil attirent les liquides infiltrés dans les terrains voisins, et si ces liquides tenaient du fer en dissolution, le corps inhumé se sera trouvé en contact avec cette substance. Cela n'explique pas cependant comment le métal est parvenu dans la profondeur des organes. Il faudrait encore admettre qu'un mouvement d'échange de liquides s'établit alors entre les tissus profonds et la surface du corps. C'était une hypothèse admissible peut-être, mais ce n'était pourtant qu'une hypothèse, je ne pouvais pas m'en contenter. A la recherche des procédés que la nature emploie pour réaliser la conservation, afin de transporter ces moyens dans l'art des embaumements, il me fallait plus qu'une spéculation de l'esprit. Je résolus d'en appeler encore une fois à l'expérimentation. Je voulus savoir si le corps humain, entouré d'un milieu plus ou moins solide, contenant un antiseptique, offre avec lui des échanges de liquides.

Les travaux de Graham nous ont appris que les substances colloïdes ne sont pas dialytiques, tandis que les dissolutions salines traversent les membranes animales avec plus ou moins de facilité. Je pris du bisulfite de soude, marquant 20° à l'aréomètre de Baumé, je le mêlai avec une dissolution concentrée de gélatine, et je remplis avec ce liquide un cercueil de plomb dans lequel j'avais couché le corps d'un enfant de cinq à six ans. Ce mélange devint bientôt opaque, d'un blanc opalin, et se solidifia en un milieu compacte et résistant. Il est clair que le corps de cet enfant ne pouvait être conservé dans ce milieu que par un échange de liquides entre eux. Il fallait, ou que le sujet se décomposât, ou que le bisulfite le pénétrât naturellement par dialyse périphérique. Le cercueil resta ouvert à l'accès libre de l'air et l'expérience dura pendant treize mois. Dans cet intervalle de temps, le milieu resta toujours incorruptible; il était même devenu plus solide par l'évaporation d'une partie des liquides qui le composaient.

Au terme de l'expérience, je l'enlevai par masses compactes et je trouvai le corps de cet enfant dans un état de conservation parfaite. Je dirai même que je n'ai jamais été témoin d'aucun cas aussi remarquable, sous ce rapport, à cause de la coloration normale des téguments et du visage. L'abdomen était revenu complétement sur lui-même. Les cavités orbitaires étaient voilées par les paupières affaissées, les globes des yeux ayant perdu leurs liquides. Les membres étaient diminués de volume, fermes et compactes; leurs muscles, mis à nu, offraient leur plus belle coloration. La cavité abdominale ouverte sem-

blait vide d'intestins. Ces organes étaient collés
les uns sur les autres et sur la colonne vertébrale,
comme des rubans minces, à demi-transparents.
Le foie était réduit de volume, mais gardait toujours sa couleur naturelle. La poitrine résonnait
à la percussion. A l'autopsie, on apercevait les
poumons retirés sur les côtés du rachis et le péricarde était collé sur le cœur, parfaitement in-
tact. Le crâne fut également ouvert et m'offrit
un aspect inattendu. Il était plein d'eau et le cerveau un peu réduit, un peu moins consistant,
mais avec sa forme et sa couleur ordinaires, sem-
blait baigner dans un liquide transparent et d'une
odeur nette d'acide sulfureux.

Cette belle conservation avait une grande importance. Elle prouvait surabondamment la pos-
sibilité de conserver le corps humain, par l'application à sa surface seulement d'un antiseptique
soluble. Elle démontrait également que, dans
cette circonstance, il se produit un échange de
liquides entre le milieu ambiant et les profon-
deurs du corps, et réciproquement. En effet, dans
le cas présent, cet échange avait eu lieu en faveur

du crâne rempli d'eau. Dans le tronc et dans les membres devenus compactes, il avait été fait, au contraire, au profit du milieu extérieur. Cette différence du mouvement endo-exosmotique peut s'expliquer par la différence de composition des parties et par la densité différente de leurs liquides respectifs. La nature colloïde du cerveau rend compte de la dialyse du dehors à l'intérieur du crâne, tandis que les liquides du tronc et des membres, moins denses que ceux du milieu gélatineux, ont marché du dedans au dehors du corps de l'enfant. Dans le sol en contact avec le corps humain, les liquides extérieurs, moins denses que les siens, pénètrent les tissus de la surface à l'intérieur, ainsi que le démontrent les faits recueillis dans la tour Saint-Michel de Bordeaux.

Mais cette remarquable expérience soulevait encore une autre question. Comment les membres et le tronc de ce jeune sujet avaient-ils été conservés, puisque les liquides antiseptiques du milieu gélatineux n'y avaient pas pénétré ? Faut-il admettre que ces différentes parties avaient été préservées de la décomposition par la préservation de leurs surfaces seulement? Ce nouvel aspect de l'embaumement valait bien la peine d'être examiné.

Pour remplir les indications que ce problème allait entraîner, il fallait composer un autre milieu. Mais que pouvait-il être? Et d'abord il fallait un milieu solide, en poudre sèche. Il ne serait point possible aujourd'hui d'introduire dans la pratique l'emploi d'une saumure pour l'embaumement. Cette poudre solide devrait encore être à peine soluble, car sans cela l'humidité du corps transpirée dans le cercueil, ou les infiltrations pluviales, pourraient la dissoudre et laisser le corps sans protection. Il faudrait enfin qu'elle fut antiseptique et que son action embrassât toutes les causes qui produisent la décomposition du corps humain après la mort.

Maintenant quelles sont ces causes?

Dans ces dernières années, les travaux de M. Pasteur ont jeté de vives lumières sur l'étude rebutante des fermentations putrides. Mais l'utilité publique ennoblit tous les travaux et récompense des efforts accomplis pour la servir.

Il résulte de ses recherches que certains organismes vivants inférieurs jouent un grand rôle dans les putréfactions animales.

L'air atmosphérique contient les germes nombreux de mucédinées et d'infusoires monas, bactérium, termo, etc. Ces germes sont déposés sur les matières animales, y commencent leur évolution, laquelle a pour effet d'absorber l'oxygène de l'air, pour le fixer ensuite sur ces matières et leur faire subir ainsi les véritables phénomènes de la combustion. Ces êtres inférieurs sont, après la mort, l'image éloignée de ces autres organites qui viennent, pendant la vie des animaux supérieurs, absorber dans le sang l'oxygène des poumons pour retourner avec lui brûler, à divers degrés, tous les tissus de leurs corps. « Si les êtres microscopiques, dit M. Pasteur, disparaissaient de notre globe, la surface de la terre serait encombrée de matières organiques et de cadavres de tout genre, animaux et végétaux ; ce sont eux qui donnent à l'oxygène le moyen de les brûler, de les transformer, et préparent une vie nouvelle. »

Mais ces organismes oxydants ne sont pas les

seuls qui travaillent aux mouvements polymor-
phiques de la matière morte. D'autres infusoires
apportent à sa destruction les qualités spéciales
des ferments. Ce sont les vibrions lineola, bac-
cilus, etc., dont l'atmosphère dépose les germes
sur les corps morts. Ces vibrions, qui vivent sans
oxygène libre, que l'oxygène libre fait même
périr, dégagent cependant cet élément des composés animaux, lesquels se trouvent ainsi disso-
ciés et entrent alors dans des combinaisons nouvelles.

Mais les organismes microscopiques végétaux
et animaux ne sont pas les seuls agents de la
destruction de la dépouille mortelle de l'homme.
Lorsqu'elle a été protégée contre eux efficace-
ment, après sa dessiccation dans les pays méri-
dionaux, il survient contre elle des ennemis d'un
ordre plus élevé. Des insectes coléoptères, des
mites viennent à leur tour pour l'atteindre. Sur
une momie égyptienne, donnée par un éminent
magistrat, j'ai constaté que les muscles étaient
creusés, sur le trajet de leurs fibres, de galeries
où se voyaient de nombreux coléoptères rou-

geâtres, morts à leur tour et momifiés aujourd'hui comme le sujet dont ils avaient vécu.

La conservation du corps humain a donc un triple objet : elle doit le soustraire à l'action des mucédinées ou moisissures végétales, à celle des animaux microscopiques, et enfin aux attaques des insectes d'une organisation plus élevée. Comment y parvenir? cela n'est pas absolument impossible peut-être, et cette recherche inaugurera, je l'espère, des méthodes d'embaumement rationnelles, en dehors des conservations empiriques des temps passés.

Il existe une catégorie de moyens antiseptiques très-efficaces et pourtant très-négligés ; je veux parler des acides, et particulièrement des acides coagulants de l'albumine, tels que l'acide sulfurique, muriatique, chromique, etc. Ces acides sont éminemment conservateurs. J'ai fait connaître, il y a quelques années, combien il était facile de soustraire à la décomposition putride des masses de sang des abattoirs de Paris, en le traitant par l'acide sulfurique, par exemple. Ce sang, à l'air libre et désormais en monceaux compactes, s'égouttait insensiblement et n'offrait aucune trace de décomposition, malgré l'humidité dont il était imprégné. Pourquoi ces matières animales, hier si putrescibles, ne l'étaient-elles plus le lendemain, alors qu'elles conservaient leurs mêmes liquides ? La coagulation de l'albumine par la chaleur ne rend pas cette substance incorruptible lorsqu'elle retient son eau de composition. Il y avait ici quelque cause inconnue de conservation. Cette cause est la destruction, par l'acide sulfurique, des infusoires et des vibrions, agents des destructions animales. En effet, ces organismes microscopiques périssent dans un milieu fortement acide.

Nous avons donc un premier point de départ pour la composition du milieu dans lequel le corps de l'homme pourrait être conservé. Ce milieu devrait être acide.

Mais quel était l'acide qui pouvait être employé sans inconvénient ? Il fallait un acide solide qui pût faire partie d'une poudre sèche. Il était encore nécessaire que cet acide fût très-peu soluble, car après l'inhumation dans nos cimetières, les infiltrations des terrains voisins pourraient peut-être pénétrer dans le cercueil et dissoudre l'acide avant que le corps eût atteint un degré de conservation suffisante. Après un mûr examen, je pensai que l'acide borique remplirait les conditions de mon problème. En effet, cet acide est solide, sous la forme de lamelles nacrées et d'un beau blanc. Il n'est soluble que dans la proportion d'une ou deux parties pour cent parties d'eau. Il est enfin inaltérable à l'air et à l'humidité. J'ai gardé pendant plusieurs années cet acide dans un lieu très-humide, sans qu'il ait offert un changement appréciable.

Mais comment et par quoi une poudre acide pouvait-elle être dissoute dans le cercueil, car enfin fallait-il encore qu'elle le fût pour avoir une vertu conservatrice ? *Corpora non agunt nisi soluta.*

Dans un mémoire sur l'assainissement des décès et des convois funèbres de la ville de Paris, j'ai appelé pour la première fois l'attention sur la grande quantité d'eau qui vient s'évaporer à la surface du corps humain après la mort. Cette va-

peur d'eau est rendue manifeste par sa conden-
sation au moyen des vapeurs de bichlorure d'é-
tain (liqueur fumante de Libavius). En quelques
heures et sous le drap qui le recouvre, le corps
est couvert d'un givre abondant, formé d'hydrate
de bichlorure d'étain. Ne pouvais-je pas croire
que cette eau, qui s'évapore naturellement à l'air
libre, serait retenue dans un milieu pulvérulent,
où l'évaporation ne pouvait avoir lieu dans nos
latitudes froides? S'il devait en être ainsi, le
corps humain serait lui-même l'agent de la dissolution de l'acide borique et l'instrument de sa
propre conservation.

Mais le choix de l'acide borique ne levait pas
toutes les difficultés prévues. En effet, si les
masses de sang dont j'ai parlé plus haut étaient
placées par un acide hors de l'atteinte de la corruption, elles se moisissaient quand leur dessiccation restait incomplète. Comment défendre les
restes mortels de l'homme des sourdes produc-
tions de mucédinées soit dans le sol, soit dans les
caveaux toujours humides de nos sépultures?

Nous avons assisté, dans ces dernières années,

à la lutte de l'industrie agricole contre un de ces organismes végétaux, et nous connaissons maintenant l'action délétère du soufre sur l'oïdium, de l'ordre des mucédinées. Serait-il maintenant bien irrationnel de penser que cette substance entrerait avec avantage dans la composition du milieu conservateur dont je recherchais les éléments possibles? Je ne le crus pas.

Enfin, les résines et les gommes résines étant généralement reconnues comme éloignant les insectes et les mites, je résolus de les faire entrer dans le mélange antiseptique et protecteur qu'il fallait expérimenter.

Je préparai une quantité convenable de ce baume nouveau, avec parties égales de cristaux d'acide borique et de fleurs de soufre seulement. L'expérience de conservation ne devant pas atteindre cette fois une dessiccation complète, époque de l'apparition possible des coléoptères, les poudres de résine furent supprimées. Je disposai sur le fond d'un cercueil de bois une couche de cette poudre de 10 centimètres environ d'épaisseur. Au-dessus d'elle, je plaçai le corps d'un

tout jeune enfant à nu et sans aucune préparation. Je l'entourai ensuite d'une nouvelle couche
de baume, pressé légèrement, et j'abandonnai
l'expérience à l'air libre pendant quatorze mois
et dans un lieu très-humide.

Dans cet intervalle, le corps fut visité rapidement une première fois, et n'offrit aucune trace
de décomposition. A la fin de l'expérience, il fut
retiré de la poudre qui l'enveloppait. Au bassin
et sur les cuisses, cette poudre était humide, sans
cristaux, et la fleur de soufre mouillée y ressem-
blait à une couche de limon. A la tête et sur la
poitrine, elle était, au contraire, déjà sèche et les
parties du corps étaient momifiées. La cavité
abdominale, revenue complétement sur elle-
même, fut ouverte et offrit des organes réduits
considérablement de volume, mais sans aucun
signe de putréfaction. Il en était de même pour
la poitrine et pour le crâne. Mais à l'encontre du
crâne de l'enfant de la dernière expérience, celui-
ci était presque vide. Le cerveau, revenu sur lui-
même, mais sans ramollissement, ne représentait
plus qu'une masse presque sèche et jaunâtre.

Mais là où la dessiccation n'avait pas pénétré, la substance cérébrale avait toujours sa couleur et sa consistance normales.

En résumé, le corps de cet enfant, recouvert d'une couche plus ou moins humide de poudre antiseptique, n'offrait aucune trace de décomposition, et j'étais loin d'espérer que la pratique répondrait à la théorie d'une manière aussi complète. La question était donc jugée. Le corps humain peut être conservé intégralement, par la conservation de sa surface seulement.

DERNIÈRE MÉTHODE

INJECTION COLORÉE, MILIEU CONSERVATEUR.

Les recherches que je viens d'exposer furent entreprises pour remédier à l'incertitude de la conservation des extrémités des membres et d'autres parties isolées du corps par la méthode d'injection, quel que fût d'ailleurs le liquide injecté. Ces recherches ont conduit assez loin pour se passer de toute injection, s'il y avait lieu. Mais convient-il d'y renoncer ? Non, certainement. Dans beaucoup de circonstances, le mode opératoire de l'embaumement est commandé par le but que les familles se proposent. En effet, très-souvent l'exposition publique ou privée des corps embaumés doit avoir lieu soit dans des églises, soit dans des appartements transformés en chapelles ardentes, soit même dans les chambres mortuaires. Dans ces cas, l'ensevelissement du corps dans un milieu conservateur ne peut être appliqué, et l'injection, qui le laissera libre pendant la durée de l'exposition, est alors absolument indispensable.

Mais l'emploi d'un milieu conservateur doit alors encore être bien accepté, car c'est lui qui permet de nombreuses améliorations.

En effet, cet emploi fait disparaître les craintes relatives à la conservation des extrémités du corps, craintes que doivent inspirer tous les embaumements accomplis par injection. Il permet de remplacer les antiseptiques métalliques, si défectueux pour le visage, par des injections colorées restauratrices des traits. Il permet d'animer non-seulement la face, mais encore les mains visibles dans les embaumements, et enfin, il rend cette opération plus facile pour tous les médecins que ne l'eût été celle des deux artères carotides externes.

L'injection dont on doit se servir est formée de six à huit litres de sulfite de soude neutre, marquant 20° à l'aréomètre de Baumé, et animé convenablement par une dissolution concentrée de carmin dans de l'acétate d'ammoniaque.

Dans une brochure sur la conservation des traits du visage, publiée en 1862 (1), j'avais donné la préférence au sulfite d'ammoniaque gommeux, ainsi que je l'ai exposé plus haut. Mais il s'agissait alors de l'injection locale de la face seulement, et les injections de sulfite de soude, poussées abondamment sur place, y avaient les inconvénients que je signalais. Mais dans l'injection générale du corps, je n'ai jamais observé ces mêmes inconvénients dans les salles d'anatomie.

L'injection de ce liquide coloré doit être faite exclusivement par l'artère crurale, et de la même manière que celle de chlorure de zinc opérée sur ce point et décrite plus haut. Elle doit être suivie de l'application, sous les paupières fermées, de coques en cire et de tous les soins d'ordre et de propreté, sur lesquels j'ai particulièrement insisté plusieurs fois.

(1) A. Delahaye, libraire-éditeur, place de l'École-de-Médecine.

S'il n'y a pas d'exposition, le corps reste dans son lit; s'il doit être fait une exposition publique ou privée, on y procède comme je l'ai décrit ci-dessus. La durée de ces expositions est plus ou moins longue, suivant les besoins des familles, mais elle ne dépasse jamais huit jours.

Les anciens Égyptiens ne montraient dans leurs opérations aucune partie du corps. Dans ce pays, le visage était couvert de cinq à six carrés de toile très-fine, moulés sur la configuration générale de la face et dont le dernier était peint ou doré. Il s'ensuivait qu'il existait sur les traits une sorte de masque repoussé, reproduisant une lointaine ressemblance du défunt.

En Europe, lorsque le cérémonial funéraire exigeait une exposition publique, Pénicher nous apprend que le corps embaumé était placé dans son cercueil, sous l'estrade d'exposition, et que le mort était figuré au-dessus, revêtu des habits officiels de ses dignités et portant un visage de cire.

Aujourd'hui le corps embaumé est exposé lui-même aux yeux du public.

On n'a pas lieu, jusqu'à ce jour, de se louer du résultat de cette coutume nouvelle.

Plusieurs expositions de grands dignitaires ont offert un pénible coup d'œil. Les expositions publiques d'embaumements pratiqués au chlorure de zinc, bien que la conservation fût entière, n'étaient pas plus heureuses. Elles offraient bientôt par l'amaigrissement du visage et le ton terreux qu'il contractait, un aspect d'une impression fâcheuse. Par les injections colorées dont il est question en ce moment, l'art sera désormais à la hauteur de tous les besoins.

Lorsque le jour des funérailles est survenu, l'opérateur ou son aide se rend au domicile mortuaire pour assister à la mise du corps au cercueil et pour disposer autour de lui le milieu conservateur qu'il faut employer à ce moment. Ce milieu est celui que nous connaissons déjà sous le nom de myrrhe et dont la valeur a été constatée dans le chapitre précédent.

La proportion de ses éléments doit être fixée de la manière suivante :

>   Myrrhe ou aloés en poudre. . .   10/100
>   Fleurs de soufre 30/100
>   Cristaux d'acide borique. . . .   60/100

La quantité de myrrhe nécessaire pour un adulte est d'environ d'un hectolitre, contenu dans deux boîtes de cinquante litres chacune. Cette myrrhe peut être gardée, sans aucune précaution, pour s'en servir au besoin. Elle est, en effet, inaltérable à l'air, sous quelques conditions que ce soit. Elle est, en outre, d'un emploi facile et peut être manœuvrée à la main sans aucun inconvénient.

Au moment de la mise en bière du défunt, on dispose dans le cercueil un drap comme à l'ordinaire, et l'on étend sur son fond un lit de myrrhe de 15 à 20 centimètres d'épaisseur. Sur cette myrrhe, les employés municipaux installent le suaire, y déposent le corps et l'ensevelissent suivant l'usage.

Alors une nouvelle couche de myrrhe recouvre le suaire dans tous les sens. L'épaisseur de ce nouveau lit doit être d'ailleurs plus prononcée sur le tronc que vers ses extrémités. Elle doit, en outre, être tassée partout avec les mains, et enfin recouverte et retenue par le drap extérieur replié sur elle avec soin. Le cercueil est alors soudé, comme à l'ordinaire, par les employés des pompes funèbres, et l'embaumement est terminé.

Je ne quitterai pas ce sujet sans dire quelques mots sur l'état où doivent se trouver les corps destinés à l'embaumement et sur leur état à la suite de cette opération.

Les sujets atteints d'une décomposition trop avancée, ne doivent pas être embaumés, quelle que soit d'ailleurs la méthode à employer. J'ai rencontré des cas dans lesquels le système artériel distendu par des gaz, rendait l'injection difficile et de plus en plus incertaine dans ses résultats. J'ai dû même abandonner, dans une de ces occasions, une injection déjà commencée. Ces cas se reconnaissent à l'enflure générale, avec crépitation des tissus sous la pression du doigt. Ce développement de gaz est d'ailleurs accompagné d'une altération des traits qu'aucune méthode ne peut désormais changer. En semblable occurrence, il faut prévenir la famille de l'insécurité de l'opération et des défectuosités qu'elle offrira nécessairement. Les corps susceptibles d'une conservation digne d'intérêt, ne doivent offrir que des marques d'une décomposition superficielle.

Que deviennent enfin les corps embaumés par des procédés efficaces ? Il existe, à ce sujet, dans le public une croyance, sans doute très-générale et pourtant très-erronée. On pense que la momification du corps doit être la conséquence de son embaumement. On est évidemment, à cet égard, sous l'influence des souvenirs de l'embaumement égyptien. Mais l'Europe ne peut point ressembler à l'Afrique. Les corps inhumés en Europe ne se momifient pas. Leur dessiccation est absolument impossible dans un sol ou dans des caveaux funéraires toujours humides et frais. Les corps s'y concentrent en perdant à la longue une grande partie de leurs liquides, par évaporation dans le cercueil, mais ils conservent leurs formes générales, leur aspect et leur coloration naturelle. Après dix-huit mois d'inhumation, un des corps exhumés par l'Académie de médecine, était toujours comme s'il venait d'être mis au cercueil. Les momies des Jacobins de Toulouse, celles de la tour Saint-Michel de Bordeaux, étaient des corps conservés et réduits dans le sol, mais qui furent desséchés ensuite volontairement à l'air libre, afin de les amener à l'état de momie. La momie naturelle est inconnue en Europe et dans les climats humides et froids des latitudes du Nord.

DE L'INHUMATION INCORRUPTIBLE

ENSEVELISSEMENT DANS LA MYRRHE

Dans notre société moderne, l'embaumement que nous venons d'étudier répond aux convenances de certaines positions sociales, ainsi qu'au sentiment de la famille dont il est une des expressions les plus respectables. Bien souvent encore pourtant, on impose silence à l'affection, à cause des opérations que l'embaumement entraîne avec lui. Le plus grand nombre des parents, livrés à la douleur solitaire de leur intérieur, ne veulent pas en être distraits et se réfugient dans la prière et dans un recueillement désolé. En serait-il ainsi dans le cas où il serait possible d'éviter tout ce qui les blesse?

16.

Mais, diront quelques esprits qui se croiront positifs, à quoi bon ? Laissez la nature faire son œuvre. La vie naîtra de la mort.

C'est fort bien dit. Mais cette idolâtrie de la nature n'est plus de notre temps. Nous avons assez béni sa féconde bonté, assez admiré ses grands spectacles.

Pour la science de nos jours, la nature n'est autour de nous que ténèbres éternelles, éternel silence. Elle est contre nous un ensemble de forces aveugles et fatales. Que nous parle-t-on de condescendance à ses lois? L'homme ne vit que par ses efforts, pour leur échapper, et ses meilleurs progrès viennent de leur défaite. Pourquoi donc l'homme ne protégerait-il pas contre ses outrages prochains les dépouilles de ceux qui lui furent chers? L'esprit se trouble à la pensée de ce qui va s'accomplir dans le délaissement de la tombe. La dignité de l'homme valait un ordre plus digne.

Mais l'homme peut y pourvoir.

Il peut, à son gré, supprimer l'odieuse corruption qui l'attend, et immobiliser, pour des temps indéfinis, les restes des siens dans un milieu protecteur.

L'homme n'en demande pas davantage. Son horizon ne contient l'infini ni dans le temps ni dans l'espace. Autour de lui tout cesse, tout devient. Ses dépouilles mortelles auront sans doute le destin commun, et la nature reprendra son œuvre par quelque route inconnue. Soit. Mais aujourd'hui, que la nature attende et cherche une marche moins violente et plus discrète.

Aussitôt que le temps légal de l'inhumation sera survenu, c'est-à-dire vingt-quatre heures après la déclaration de décès, le corps dont la famille ne recherche ni exposition publique ni exposition privée, devra être enseveli dans un cercueil prêt à l'avance et d'une capacité supérieure au volume du défunt.

On répand sur le fond de ce cercueil un lit de myrrhe de 25 centimètres environ. Alors le corps y est enseveli comme à l'ordinaire, et le cercueil est ensuite rempli de myrrhe et soudé définitivement. Le lit est ensuite recouvert, et le cercueil élevé sur deux chaises disparaît sous un drap

blanc, est entouré de cierges et des objets religieux, et attend ainsi le jour et l'heure des funérailles.

Cet ensevelissement du corps dans la myrrhe
demande, pour un adulte, un hectolitre et demi
de cette préparation, contenue dans trois boîtes
de 50 litres chacune. Dans cet ensevelissement,
tout ce qui peut blesser les familles se trouve
enfin éloigné, et son manuel, d'une simplicité
rare, peut rassurer le respect le plus prompt à
s'alarmer.

En résumé, l'art des embaumements possède
aujourd'hui des ressources restées inconnues,
mais très-efficaces et très-variées. La première
de ses méthodes consiste : Dans l'injection locale du visage, par les deux artères carotides
externes, de sulfite d'ammoniaque coloré. Dans
l'injection générale du corps au chlorure de zinc,
par le bout central d'une des artères carotides
primitives, découvertes en même temps que les
carotides externes. Enfin dans l'emploi du milieu
conservateur, pour se prémunir contre l'incertitude de la méthode d'injection.

Le deuxième procédé consiste dans l'injection, par l'artère crurale, de sulfite de soude coloré, et dans le dépôt, autour du corps, du milieu conservateur.

Enfin, la troisième méthode supprime toute opération, et ensevelit le corps dans un lit de myrrhe.

DES CONSERVATIONS

POUR L'ÉTUDE DE L'ANATOMIE

Depuis la renaissance des lettres et des sciences en Europe, les études d'anatomie ont été cultivées avec ardeur. De grands noms se sont élevés par cet ordre de travaux. Vésale, Malpighi, Bichat, Gall, et bien d'autres encore, ont été les ouvriers illustres des sciences anatomiques. Parmi les écoles qui se sont distinguées dans cette direction, l'École de médecine de Paris doit occuper un des premiers rangs. Anatomie descriptive, anatomie des régions, anatomie de texture, anatomie pathologique, ont été tour à tour explorées dans toutes leurs voies, et cette science a servi de base à ses doctrines médicales ainsi qu'aux brillantes tentatives de ses chirurgiens.

Aussi n'est-il pas étonnant que cette école illustre ait vu surgir dans son sein des tentatives sérieuses pour assurer la conservation des objets de son étude la plus constante.

Les efforts de la science dans cette direction sont très-récents. Dans la haute antiquité, Aristote étudia beaucoup d'animaux que les conquérants macédoniens avaient soin de réserver pour ses dissections. Mais nous ignorons si ces animaux étaient conservés d'une manière quelconque, afin de lui donner le loisir de les soumettre à des observations prolongées.

Plus tard, Galien, qui fut le plus grand anatomiste des temps anciens, et qui nous a laissé dans ses administrations anatomiques la trace de ses laborieuses recherches, est cependant à peu près muet sur les moyens qu'il employa pour conserver les organes dans les liqueurs.

Après eux, il n'y a pas à chercher. Dans cette longue nuit qui succède à l'invasion des barbares, et qui couvre le monde romain de ruines et de ténèbres, l'esprit humain s'arrête, et les sciences sont oubliées. Il faut attendre une nouvelle aurore pour retrouver leurs sentiers perdus. De loin en loin, en Italie, en France, en Angleterre, quelque retraite religieuse lit bien encore Aristote, et vit des commentaires qu'elle en fait. Mais ce n'étaient là que de pâles lueurs dans l'obscurité générale de ces siècles sombres et froids. Enfin, la renaissance des lettres antiques sera le réveil de l'esprit et nous rendra les sciences anatomiques.

Il semble que les premiers anatomistes des temps modernes aient aperçu tout l'intérêt du problème de la conservation des tissus organiques. En effet, Ruysch, Swammerdam, Aldrovande, s'attachent à préserver de la destruction les objets de leurs études, et tentent de former les premières collections. Mais ces efforts étaient prématurés.

Les sciences diverses restaient encore confondues dans le champ universel de la philosophie, et toutes n'avaient pas encore, par des progrès distincts, établi leur autonomie. La chimie, sans laquelle il était impossible d'atteindre le but qu'on se proposait, la chimie sortait de ses langes avec Paracelse et Van Helmont. Dans le domaine des sciences, chacune d'entre elles est solidaire de ses sœurs et lui fournit ou en reçoit aide. Elles témoignent ainsi de leur étroite parenté et de leur filiation commune de l'esprit humain dont elles font rayonner l'empire dans toutes les voies.

D'ailleurs, à cette époque, l'idée d'une sorte de souillure s'attachait encore à la dissection du corps humain ; une indignité sourde enveloppait l'anatomiste, et les objets de ses recherches étaient encore difficiles à obtenir.

Il faut, en effet, arriver jusqu'aux premières années de notre siècle pour voir les études quitter les salles basses de quelques hôpitaux ou le cabinet obscur de quelque anatomiste professant à l'écart, dans quelque ruelle dérobée. Mais, désormais, la science sera publiquement encouragée et recevra, dans des amphithéâtres élevés à son intention, une hospitalité digne d'elle.

Mais si les conditions générales d'aération, de lumière, de propreté, ne laissent rien à désirer dans beaucoup de salles où se réunit une jeunesse studieuse, les études anatomiques sont pourtant encore, à cause de la décomposition des corps, un objet d'éloignement pour certaines natures impressionnables. D'un autre côté, leurs émanations putrides sont dangereuses à respirer, et leurs produits, inoculés dans les coupures faites au cours de la dissection, deviennent la source des plus redoutables accidents d'infection générale.

Quelques anatomistes employaient bien dans leurs recherches des dissolutions d'alun, des sels de mercure, d'arsenic, de la créosote, des acides très-étendus, etc., etc. Mais aucun de ces procédés plus ou moins défectueux ne pouvait être généralisé et assainir réellement les amphithéâtres d'anatomie. Ce but, digne du plus grand intérêt, demeurait à réaliser.

Des conservations pour une étude immédiate.

En 1833, Gannal tenta de résoudre le difficile problème de trouver un antiseptique d'un prix modéré, qui conservât les sujets des dissections pendant un temps convenable, avec les qualités physiques de leurs tissus et sans action sur les instruments de dissection.

Il se proposa, dès le principe, d'obtenir ce résultat en plongeant les corps dans un bain d'une
dissolution d'alun, de deux parties de sel commun et d'une partie de nitrate de potasse, dissolution marquant 15 degrés à l'aréomètre. Ces
corps restaient dans leur bain pendant deux
mois, au bout desquels ils étaient disséqués. Les
commissions de l'Académie des sciences et de
l'Académie de médecine, chargées de suivre ces
expériences, constatèrent « qu'à leur sortie des
cuves, ces sujets n'avaient pas changé d'aspect
extérieur, que leurs tissus et leurs organes intérieurs étaient bien conservés et pouvaient servir
aux démonstrations anatomiques (1). »

Gannal reçut à la suite de ces premières expériences un encouragement de 3000 francs, et
un fonds spécial fut constitué par le ministère de
l'instruction publique pour continuer et varier
ces recherches.

Cette première méthode de conservation, très-
encombrante et dispendieuse, se prêtait difficilement, en effet, à l'assainissement des études. Sur

____

(1) Extrait du rapport de Breschet à l'Académie de médecine.

les conseils d'une nouvelle commission de l'Académie de médecine, Gannal lui substitua l'injection du liquide du bain dans le système artériel.
Cette injection, faite d'abord par le ventricule
aortique du cœur, fut enfin exécutée par une des
artères carotides primitives. « Les corps injectés
de la sorte se conservaient bien pendant un mois,
mais si on voulait obtenir une conservation plus
longue, il était indispensable de les plonger dans
le bain de temps en temps (1). »

Gannal dut alors rechercher des sels d'alamine
plus riches de base pour donner à ses injections
une activité suffisante. Après avoir expérimenté
successivement l'acétate d'alumine, reconnu bientôt d'un prix trop élevé, le chlorure d'aluminium,
délaissé pour son action obturatrice sur les artères,
le mélange de ces deux sels, Gannal se fixa définitivement sur le sulfate simple d'alumine.

« Un kilogramme de ce sel, coûtant un franc,
dissous dans quatre litres d'eau, suffirait en hiver
pour conserver, par injection, un cadavre frais
pendant deux mois. »

(1) Extrait du rapport de Dizé à l'Académie de médecine.

Après avoir pris l'avis de Serres, chef des travaux anatomiques de Clamart, où les expériences avaient été reproduites en grand ; après avoir consulté Dubreuil, doyen de la Faculté de médecine de Montpellier, où le procédé avait été appliqué ; après avoir interrogé Velpeau, Bourgery, Auzou, qui se servaient des liquides de Gannal, l'Académie des sciences lui accorda le grand prix Montyon de 8000 francs (1).

Les procédés sont comme les livres, *habent sua fata.* Qui croirait qu'après de semblables encouragements et de si hautes approbations, celui de Gannal dut être abandonné dès son application? Le fait n'en est pas moins vrai. Les études retombèrent promptement dans leur insalubrité première et dans tous leurs dangers. En 1836, on ne voyait à Clamart, où je fis mes études anatomiques, aucune trace de ces recherches dont on était en droit d'espérer pourtant quelque bienfait.

Les tissus injectés aux sels d'alumine se décoloraient plus ou moins, se condensaient et per-

____

(1) Extrait du rapport de M. Dumas à l'Académie des sciences.

daient leur aspect physique. Les instruments de dissection se trouvaient promptement altérés dans ces travaux; enfin, les injections étaient d'un prix trop élevé, surtout en présence de leurs imperfections.

En 1845, je découvris les propriétés antiseptiques du sulfite de soude neutre, sel inoffensif et conservant les tissus animaux avec toutes leurs qualités physiques. Cinq litres d'une dissolution de ce sel, marquant 20° à l'aréomètre de Baumé, conservait en injection un sujet pendant plus d'un mois en hiver, et pendant plus de trois semaines en été. Les sujets ainsi injectés ne subissent même pas l'altération putride ordinaire; ils sont, à la longue et dans un lieu humide, envahis par des moisissures. Dans une atmosphère sèche, ils se momifient insensiblement au contraire.

Je proposai à la Faculté de médecine de Paris d'introduire l'emploi de cet antiseptique dans les pavillons de son École pratique. Le doyen, Orfila, accueillit cette amélioration nouvelle avec son ardeur accoutumée, et fit examiner et contrôler

sa valeur par une commission du conseil de salubrité. Mais, après un avis favorable de M. Guérard, rapporteur, il exigea que je restasse, pendant une année scolaire, chargé des injections, à
mes frais, ainsi que de leur application générale
dans les pavillons. Le souvenir du résultat des
expériences de Gannal, qu'il avait encouragé dès
son début, ne fut pas sans doute étranger à ces
conditions comminatoires.

J'acceptai l'expérience. Dans un grand laboratoire où se préparaient déjà les produits pour mes
procédés d'embaumement, j'installai un grand
fourneau avec une cornue en fonte, pareille aux
cornues à gaz. Dans cette cornue, j'introduisais
une mixture solide de charbon en poudre et
d'acide sulfurique, mixture préparée dans une
large chaudière de fonte. Un garçon de laboratoire tamponnait ensuite la chaudière et chauffait
le mélange. L'acide sulfurique était décomposé et
il se formait alors de l'acide carbonique et de
de l'acide sulfureux. Ces gaz étaient conduits par
un gros tuyau de plomb, vissé sur le trou d'émission de la cornue, dans une tonne ouverte par le

fond et contenant une dissolution de carbonate de soude. Cette dissolution se concentrait à volonté par un panier d'osier, dont le fond trempait dans le liquide et dont l'extérieur était rempli de carbonate de soude sec. Vers la fin de l'opération, le panier était enlevé, et le liquide continuait à être traité jusqu'à son acidité; alors il était abandonné à lui-même pendant quarante-huit heures. Dans cet intervalle, l'excès de sulfite cristallisait plus ou moins. Alors les eaux mères étaient décantées et ramenées avec soin à l'état neutre avec du carbonate de soude en poudre fine, et livrées enfin à la consommation de l'École pratique. Dans l'opération suivante, les cristaux de sulfite produits étaient mis au panier avec du carbonate de soude nouveau.

Pendant tout l'hiver de l'année 1846, je dirigeai en même temps le service des injections à l'école. Tous les matins, les garçons de salle suivaient sous mes yeux les tables de dissection, lavaient au chlorure de zinc les parties autopsiées qui n'avaient point reçu d'injection, et enlevaient les parties dont l'étude était terminée.

Les résultats de cette application furent tels, que l'administration des hospices introduisit, avant la fin de l'hiver, cette méthode d'injection dans son amphithéâtre de Clamart. La question était bien résolue, cette fois, et les recherches furent récompensées par un prix Montyon de 2000 francs à l'Académie des sciences, et au ministère de l'Instruction publique par une nomination dans l'ordre de la Légion d'honneur.

Depuis cette époque, plus de trente mille sujets ont été injectés au sulfite de soude dans les deux grands amphithéâtres de Paris. A la facilité des études que cette méthode assure depuis vingt-cinq ans, il faut ajouter la salubrité qu'elle entretient autour de ces tables où se pressent tous les ans de nouvelles générations médicales. Les fièvres typhoïdes, autrefois trop fréquentes parmi cette jeunesse, ont aujourd'hui presque disparu. Les graves accidents qui succédaient autrefois aux blessures anatomiques, et qui tous les ans frappaient quelque victime, ne se voient plus dans les salles d'anatomie. On ne les rencontre encore que dans les salles d'autopsie des hôpitaux, où les injections conservatrices ne sauraient être appliquées sans altérer quelques-uns des caractères pathologiques qu'on y étudie dans leurs plus délicates manifestations.

Depuis que les liquides destinés aux injections sont sortis de mes mains, leur préparation laisse trop souvent à désirer comme concentration et comme acidité. Il s'ensuit que la conservation des sujets est moins durable et que les instruments en sont altérés. La publication de mon procédé fera sans doute disparaître les imperfections et les négligences signalées. Si les préparateurs actuels ont soin de se conformer au mode de concentration que j'ai indiqué, s'ils s'attachent, en outre, à neutraliser l'acide libre des eaux mères avant toute livraison, cette méthode restera supérieure aux essais entrepris. Il leur sera même très-possible de la ramener à un prix inférieur à toute autre en traitant convenablement le bisulfite de soude qu'on trouve aujourd'hui dans l'industrie, au prix de quinze à vingt centimes le litre. Je signale cette économie aux administrations qu'elle peut intéresser.

Des conservations pour les études à long terme.

Dans la relation de son voyage aux terres aus-
trales, exécuté dans les premières années de
notre siècle, Péron déplore l'embarras des zoolo-
gistes pour conserver les animaux sans altérer
leurs caractères, de manière qu'ils puissent servir
ultérieurement à des recherches anatomiques. Il
dit qu'on rendrait un grand service à l'histoire
naturelle et à la zoologie en les conservant dans
de semblables conditions.

Dans les voyages de long cours, les agents
antiseptiques sont, en effet, très-bornés. L'alcool, d'un prix si élevé maintenant, est encore
le seul qui puisse être employé, malgré ses nombreux défauts. Il ne peut évidemment s'appliquer
à la conservation des animaux d'un certain volume. Il est d'un transport difficile, d'une évaporation rapide dans les pays équatoriaux, où il
fait souvent éclater les vases qui le contiennent
et dissout les résines et les mastics qui le retiennent captif. Mêlé avec des acides affaiblis, avec
des sels de mercure, de l'arsenic, il gagne quel-

ques défauts de plus , sans perdre ceux qui lui sont propres. Cependant le besoin de conservation est tel, que, malgré ses inconvénients, Cuvier en faisant l'histoire des progrès des sciences naturelles, nous apprend que sa découverte est une des circonstances qui ont le plus contribué à l'avancement des sciences.

Quelques navigateurs ont employé, pour conserver de petites collections, du vin avec une dissolution nitreuse de mercure. Ce moyen ne saurait être appliqué en grand. D'autres ont fait usage des huiles pour collectionner des poissons; mais ce procédé ne peut convenir pour tous les animaux, et d'ailleurs il est d'un prix élevé. Quelques-uns se sont servis d'essence de térébenthine; mais cette substance est difficile à transporter, n'est applicable qu'à des pièces d'un petit volume, et encore devient-elle souvent épaisse et trouble.

Pour conserver les animaux recueillis dans les voyages de long cours et destinés à des études ultérieures, il faut les plonger dans le milieu de gélatine sulfitée qui a fait l'objet de la première expérience des milieux conservateurs. Après quatorze mois, le corps de l'enfant qui s'y trouvait enrobé offrait dans tous ses tissus la coloration, l'aspect et la consistance naturels.

Dans ce milieu compacte, il n'y a point, en effet, de macération ; au lieu de se gorger de liquides, les chairs se concentreraient plutôt, par exosmose, et gardent leur coloris le plus vif.

Les éléments constitutifs de ce milieu conservateur, la gélatine sèche et le sulfite de soude en cristaux, sont des produits peu encombrants, d'un transport facile sous toutes les latitudes, et leur dissolution au moment des besoins en rend l'emploi toujours commode.

On prépare ce milieu en mêlant, par parties égales environ, une dissolution de sulfite de soude, marquant 15° à 20° de l'aréomètre, avec une dissolution de gélatine chaude à 3° de Baumé. On agite le mélange, qui se trouble et blanchit par la précipitation d'une certaine quantité de gélatine, et qui, par le refroidissement, forme une masse résistante.

Ce milieu, d'un prix très-modéré, est encore

d'un emploi très-facile. Il est stable, immobile et, dans des vases plus ou moins bien bouchés, il ne peut ni fuir ni s'évaporer. Les objets délicats qu'on y dépose n'éprouvent dans son intérieur ni ballottements ni inconvénients d'aucune espèce; il peut être contenu dans des vases de bois, plus ou moins pleins, ou dans des tonnes qui recevront les objets au fur et à mesure de leur collection.

En effet, ce milieu ne doit pas être préparé à l'avance. Lorsque l'expédition recueillera des pièces difficiles à conserver, elles seront disposées dans la tonne et recouvertes d'une couche de mélange préparé sur l'heure, en quantité convenable et employé tiède avant sa coagulation. Lorsqu'un nouvel animal sera réservé, on le déposera dans le récipient, où il sera enrobé comme les autres d'une nouvelle couche gélatineuse, et ainsi de suite. La tonne pleine sera bouchée avec un couvercle en fer-blanc, ajusté et gommé, et les collections seront reçues dans un nouveau vaisseau.

Lorsqu'on voudra passer à l'étude de ces animaux, on les enlèvera délicatement et on les passera rapidement dans de l'eau bouillante, afin d'enlever la gélatine de leur surface. Si l'on veut conserver la peau des animaux avec leurs poils et leurs plumes, on les laissera sécher alors complétement, afin que ces poils et ces plumes, faciles à détacher de leurs bulbes ramollis, se consolident par la dessiccation de la peau. Dans l'intervalle des dissections, les animaux seront placés dans une dissolution de sulfite de soude neutre, marquant 5° à 10° de Baumé.

Des conservations sèches pour l'étude de l'anatomie dans les musées.

Mais ce n'est pas seulement par l'étude de l'anatomie sur des pièces fraîches, que l'école de Paris a élevé le niveau général de cette science, objet permanent de ses efforts. On a tenté de toutes parts d'organiser des collections et de créer des musées anatomiques, mais ici l'œuvre était plus laborieuse.

Ces musées, il faut l'avouer, ne répondent pas à toutes les espérances de leurs fondateurs. Pour augmenter leurs richesses, il ne manque jamais ni science ni zèle. Ce qui fait défaut, ce sont de bonnes méthodes de conservation. Malgré les recherches de Duméril, de Breschet, de Bogros, de Lobstein, l'art des préparations anatomiques est resté presque stationnaire, réduit pour toute ressource à la dessiccation, et les pièces d'anatomie normale sont toujours défectueuses. En dehors des réseaux lymphatiques étalés sur la peau de quelques régions, toutes les pièces des parties molles du corps ne sont que des représentations infidèles de la nature. Le volume, la forme, la couleur, les relations, tout a été compromis par la dessiccation. Des trésors de patience, de dextérité, de savoir, ont été dépensés dans certaines pièces de névrologie, et nous n'avons pourtant sous les yeux que des filaments plus ou moins authentiques, supportés par des charpentes osseuses, au lieu de nerfs suivis dans ces organes mous dans lesquels ils apportaient le mouvement et la vie. Que dire des pièces d'artères, arborisations plus ou moins heureuses, mais décharnées? Que dire des injections veineuses réduites à quelques troncs, sans rapports organiques et le plus souvent sans réseaux d'origine ? Les organes plastiques où s'exécutaient les fonctions les plus élevées, brillent, dans ces musées, par leur absence, ou se trouvent représentés par des exemplaires raccornis, informes et brunâtres. Les préparations anatomiques par les procédés connus seraient de nature à égarer l'esprit de ceux qui les étudient, s'il était vrai qu'on les étudiât. Mais elles sont inoffensives, car leurs vitrines sont désertes et n'obtiennent le plus souvent qu'un regard furtif du passant. Aussi l'art imitatif s'efforce-t-il de les supplanter tous les jours davantage. Les pièces en cire, en cuir repoussé, en plâtre, etc., etc., les planches gravées ou illustrées se multiplient pour reproduire les reliefs, les relations, le coloris qui leur manquent, et prennent, dans les études, une place qui ne devrait appartenir qu'à la nature elle-même.

Je n'entrerai pas ici dans l'exposition des recherches qui ont été faites successivement pour sortir l'art de l'anatomiste de ses voies insuffisantes. Les efforts accomplis dans ce but n'ont pas été fructueux. Le résumé précédent, résumé sincère de leurs résultats, en est la preuve trop évidente.

Vers l'année 1842, Orfila, doyen de la Faculté de médecine de Paris, conçut le projet de transformer son musée, de le consacrer particulièrement à l'anatomie et de le mettre en état de rivaliser avec les collections des premières capitales de l'Europe. Dès ce moment il s'entoura d'une pléiade de travailleurs et fit appel au généreux concours des anatomistes de tous les pays. Mes recherches sur la conservation du corps humain me rappelèrent à son attention, et je fus chargé de préparer des pièces pour le musée, qui devait s'ouvrir en 1845.

Cette mission me survint alors que j'étais sans études spéciales, sans direction et sans méthode fixe. Après une instruction convenable du problème dans les collections existantes, je compris bientôt que la dessiccation était la cause unique de l'imperfection des pièces sorties des mains même les plus habiles. Je vis, en même temps, que la perte du volume des organes était l'effet le plus fâcheux de cette dessiccation, car elle détruit leur forme et leurs relations, tandis que la perte de leur couleur spécifique peut être combattue, avec plus ou moins de bonheur, par une peinture artificielle. Je résolus alors de m'attacher surtout à maintenir le volume naturel des parties dans les préparations qui me seraient confiées.

Mais comment y réussir?

Je ne rapporterai pas les tâtonnements que cette question m'imposa. Ce serait long, et plus ennuyeux encore que long. J'indiquerai seulement de quelle manière furent obtenus des résultats accueillis alors avec une grande faveur et conservés depuis plus de vingt-cinq ans dans les vitrines du musée Orfila.

Pour les organes parenchymateux, tels que le foie, les reins, la rate, le pancréas, etc., je liais d'abord avec soin toutes les veines de la pièce et je pratiquais ensuite, ou par la veine porte ou par les artères, une injection expansive avec du sang défibriné. Lorsque le volume de l'organe avait été porté aussi loin que possible, je liais tous les

vaisseaux et je plongeais immédiatement la pièce
dans une dissolution de chlorure de zinc marquant 40° à l'aréomètre de Baumé. Pendant
cette immersion, le sang injecté se trouvait coa-
gulé peu à peu dans l'épaisseur de l'organe.
Mais ce qui rendait l'action du réactif plus pré-
cieuse, c'est qu'en même temps, la glande reve-
nait insensiblement sur elle-même, sans se rata-
tiner et sans rides à la surface. Elle durcissait
également, et après quelques jours d'immersion,
quinze ou vingt pour les plus volumineuses,
elle pouvait être abandonnée à l'air libre, et la
dessiccation s'y terminait sans aucune déformation. La pièce sèche était alors plongée quelques
instants dans une abondante quantité d'eau pour
enlever rapidement le chlorure de zinc en excès.
Sans cette précaution, ce sel déliquescent aurait
attiré l'humidité de l'air et transformé peu à
peu les parties fibreuses en une sorte de gelée
rétractile.

Les préparations de muscles, si intéressantes
par l'importance du système musculaire dans la
composition du corps humain et par la valeur

des indications chirurgicales qu'elles fournissent, devinrent l'objet d'une attention particulière. À ce moment de mes recherches, je pensais qu'il était impossible de conserver leur volume par injection, soit à cause de l'absence sur les muscles d'une membrane d'enveloppe s'opposant à la fuite du liquide injecté, soit parce que l'injection, accompagnée de la ligature des veines, produisait une infiltration générale des tissus, plutôt que la turgescence isolée des muscles. Il fallut donc avoir recours à un procédé mécanique pour maintenir le volume des préparations sèches de la myologie.

J'injectais d'abord le membre avec une dissolution de chlorure de zinc à 25 ou 30° pour rendre les muscles incorruptibles. La pièce à préparer était ensuite disséquée avec soin, et enfin bourrée légèrement avec de la laine courte, aspergée d'essence de térébenthine pour en éloigner les insectes. Elle était alors tendue sur un support et dans la position voulue jusqu'à sa complète dessiccation. La tension des muscles maintenait la forme normale jusqu'à la dessiccation, après laquelle cette forme ne pouvait plus être perdue. En ce moment, les préparations étaient uniformément brunâtres; mais une peinture, guidée par un exemplaire frais de la pièce sèche, reproduisait, autant que possible, d'après nature la coloration spécifique des divers tissus.

Des pièces myologiques, des foies, etc., préparés par cette méthode, méritèrent, en 1847, d'être signalés à l'attention des élèves, dans le discours d'ouverture du professeur Bérard aîné, et quelques jours après, la Faculté de médecine, réunie en séance générale, me nommait unanimement préparateur d'anatomie des musées de l'École. Ce haut témoignage d'approbation encouragea mes efforts, et les recherches sur la conservation des pièces anatomiques furent poursuivies, sans relâche, dans le cabinet qui me fut réservé dans l'École pratique de la Faculté.

Exposons avec ordre les résultats obtenus:

Ostéologie. — La préparation des pièces du squelette de l'homme se pratique encore aujour-

d'hui par des procédés très-primitifs. Les os sont
livrés à la macération dans l'eau jusqu'à ce que
la graisse qu'ils contiennent, plus légère que ce
liquide, abandonne les cellules osseuses et les
canaux médullaires pour venir surnager à sa surface. Pendant ce temps, l'eau de macération est
renouvelée souvent, mais elle dissout les matières
animales transsudées par les os, se putréfie rapidement et rend le procédé malsain. Cette méthode,
toujours très-longue, est encore assez souvent
insuffisante, et lorsque les pièces sont devenues
sèches, elles jaunissent et contractent une odeur
désagréable. Dans d'autres circonstances, on enlève la graisse des os par une ébullition plongée
dans l'eau. Mais cette pratique, plus expéditive et
sans émanation, est moins sûre que la macération
prolongée.

Je n'ai jamais préparé l'ostéologie de l'homme,
mais je me proposais, le moment venu, d'abandonner ces procédés barbares ou défectueux pour
employer la marche rapide, salubre et certaine
de l'industrie moderne. En effet, il existe aujour-
d'hui des établissements importants qui retirent

en quelques heures, la graisse des os des grands animaux par leur traitement à la vapeur, sous la pression de plusieurs atmosphères. Un petit générateur, envoyant sa vapeur surchauffée dans un autoclave renfermant les os frais, suffirait amplement aux besoins de plusieurs facultés, et des établissements d'instruction publique dont le programme des cours comporte quelque teinture de l'anatomie de l'homme.

Les os, privés de leur graisse, sont blanchis aujourd'hui, le plus souvent, par leur exposition à l'air libre, au soleil et à la rosée, et l'ozone atmosphérique avec lequel ils se trouvent ainsi en contact, détruit à la longue les matières animales qui les coloraient. Ce traitement est long, en même temps qu'il blesse les convenances générales. Il est malséant de voir les restes de l'homme abandonnés à toutes les intempéries naturelles, le plus souvent dans un but de commerce privé. Cette déalbation des os doit être pratiquée dans le laboratoire, par leur immersion momentanée dans un bain étendu d'acide sulfureux et par leur dessiccation, double opération

répétée aussi souvent que cela sera nécessaire.
On obtiendra ainsi des os très-légers et très-blancs,
qu'on peut vernir avec une dissolution de gomme
de choix, pour les mettre à l'abri de la pénétra-
tion des poussières de l'air.

Articulations. Les pièces osseuses et les parties
fibreuses qui composent les articulations de nos
musées d'anatomie, sont desséchées, et par conséquent plus ou moins brunâtres, plus ou moins
déformées, et s'éloignent toujours de l'aspect des
articulations fraîches.

Pour obtenir de belles préparations articulaires, il faut procéder ainsi qu'il suit : Les parties,
disséquées avec attention, seront immergées pendant deux ou trois jours dans de l'eau claire, renouvelée plusieurs fois, afin de les priver du
sang qu'elles contiennent. Ce sang restant dans
les pièces et desséché dans leurs tissus blancs,
y formerait des points bruns très–difficiles à dé-
colorer.

Après ce dégorgement, les aréoles osseuses des
canaux médullaires sont brisées avec des tiges de
fer appropriées à cet effet, et la moelle est extraite

par la percussion répétée de l'extrémité libre des os contre quelque corps résistant. Alors les capsules articulaires sont distendues par une injection de cire blanche; les ligaments sont nettement circonscrits, la pièce est tendue sur un support et desséchée. On la plonge ensuite avec son support, pendant deux ou trois jours, dans une dissolution assez forte d'acide sulfureux, contenu dans de grands pots à beurre en terre et fermés d'un couvercle de bois. Dans ce liquide, la graisse des os achève de se dégager peu à peu, et les parties fibreuses et cartilagineuses reprennent leur humidité ainsi que leur couleur primitives.

Au bout de trois jours, on retire la pièce, sans la démonter, et on la fait sécher de nouveau pour la replonger dans le bain, la faire sécher encore, et répéter ces opérations jusqu'à ce que toutes les parties restent absolument blanches après leur dessiccation. Si l'articulation porte quelque tendon avec elle, il ne faut point prolonger le bain au delà du temps indiqué, car les extrémités des tendons s'y gonflent beaucoup, s'y désorganisent et ne reprennent plus leur volume, malgré leur dessiccation.

Lorsque l'articulation est blanchie, on lui donne une couche de vernis opalin, préparé avec du vernis de tableau dans lequel on a suspendu des traces de blanc d'argent et de bleu en tubes. Ce vernis opalin donne de la transparence et un aspect naturel aux parties fibreuses déjà blanches, et lorsqu'il est sec, on anime la pièce par quelques points de couleur sanguine.

Myologie. — Dans l'état actuel des musées, on peut dire que cette partie de l'anatomie, la plus considérable cependant entre ses divisions, n'y est point encore représentée. Les très-rares pièces de cet ordre qu'on y voit n'offrent que des muscles brunâtres, racornis, ayant perdu leurs formes et leurs rapports respectifs. Aucune branche de l'anatomie ne demandait un changement plus radical de préparation. La dessiccation, seule méthode employée dans ce cas, est absolument défectueuse.

Dans le cours de mes investigations, je remarquai enfin que les muscles peuvent être considé-

rablement augmentés de volume par une injection
artérielle, à la condition de laisser les veines
libres et de permettre le retour de l'injection par
cet ordre de vaisseaux. Ce fait important ouvrait
une voie nouvelle pour les préparations de la
myologie. En effet, s'il est possible, par une injection, de donner à des muscles ordinaires le relief
des muscles d'un hercule, il n'était peut-être
pas impossible de trouver telle injection plastique qui maintiendrait leur volume, après la
dessiccation, dans les proportions habituelles des
formes humaines.

Mais quelle devait être cette injection ?

Après de nombreux essais, je me décidai pour
une forte dissolution d'albumine, mêlée d'un
quart de dissolution d'acide arsénique, marquant
15° à l'aréomètre de Baumé. Au premier abord,
ce mélange est liquide et doit être injecté sans
retard, car l'acide réagit peu à peu sur l'albumine et la transforme en une gelée compacte et
complétement incorruptible. J'obtenais donc à
la fois, par cette injection, le développement
plastique des muscles et la conservation anti-

septique de toute la pièce. Les matières dont elle
se compose se trouvent aujourd'hui facilement
dans le commerce. L'albumine sèche, produit de
l'industrie moderne pour les impressions sur
étoffes, est le résultat de l'évaporation, sous une
basse température, du sérum du sang des animaux de boucherie. On peut même trouver de
l'albumine liquide avant sa dessiccation complète,
ce qui éviterait de préparer l'injection, car l'albumine sèche est difficile à dissoudre intégralement.
Quant à l'acide arsénique, depuis qu'il a été employé à la préparation des couleurs provenant de
la distillation de la houille, on peut se le procurer
en quantité et commodément.

Pour faire ces injections d'une manière convenable, il faut les pratiquer loin de la région à
préparer et sur l'artère qui fournit à la circulation de ses muscles. Ainsi, pour l'épaule, on in-
jectera l'artère sous-clavière, par exemple.

Après ces injections albumineuses et arsénia-
tées, les pièces musculaires sont laissées en repos
pendant quarante-huit heures, afin de donner à
la gelée plastique le temps de se former dans

l'épaisseur des muscles. On la trouve alors entre les faisceaux de fibres, entre les fibres elles-mêmes, en couches plus ou moins minces. Au premier aspect, il semble qu'elle y a été épanchée par rupture des petits vaisseaux. Cependant la régularité de sa distribution éloigne peut-être cette supposition, et des faits d'un autre ordre me portent à croire qu'il y a là quelque point encore inconnu de la circulation spéciale des muscles.

Les pièces sont ensuite disséquées avec soin et débarrassées de toute la graisse accessible au bistouri. On pratique ensuite, sur le corps des os longs, une petite ouverture par laquelle on pousse dans leur canal médullaire une dissolution très-chaude de stéarine. Cette précaution a pour effet d'élever le point de fusion de la moelle des os. En effet, la graisse humaine, fusible à la température de notre climat, après la dessiccation, infiltre les tissus, et les parties fibreuses qu'elle a ainsi pénétrées deviennent d'une couleur jaune rougeâtre très-difficile à détruire. Les préparations musculaires sont alors tendues sur un support et desséchées dans la position définitive qu'on veut leur donner. Après leur dessiccation, ces pièces ont perdu toutes leurs couleurs ; mais le volume et les rapports respectifs des muscles se trouvent assurés.

Dans les premières années de ces recherches, la coloration naturelle des parties desséchées était reproduite par la peinture, comme je l'ai rapporté plus haut. Cependant le résultat laissait encore à désirer. La transparence des parties blanches était perdue. Les tendons, les aponévroses, les tissus fibreux offraient, après la peinture, un ton mat qui s'éloignait de l'aspect naturel, et différaient à peine des pièces artificielles de carton pâte ou de cuir. Leur supériorité sur ces produits résidait uniquement dans la fidélité des représentations qu'elles offraient à l'étude. Mais ici, comme pour le volume, il était permis d'espérer une apparence plus proche de la nature.

En effet, les tendons, les aponévroses, les tissus fibreux des pièces musculaires, après leur dessiccation, peuvent être blanchis par l'acide sulfureux et retrouver ainsi leur couleur, leur transparence et même quelque peu de leur nacré.

Les muscles eux-mêmes qui reprennent dans ce bain leur coloration rougeâtre pour la perdre de nouveau en séchant, ne sont pas absolument réfractaires à l'action de cet acide, et leur aspect devient plus transparent et moins brun à la dernière dessiccation. Les préparations des muscles secs et tendus doivent donc être traitées, comme les articulations, par des immersions répétées avec leurs supports dans l'acide sulfureux, et par des dessiccations successives jusqu'à la déalbation complète de leurs parties fibreuses. Alors ces dernières parties sont passées au vernis opalin dont il a été question plus haut, et ces blancs sont accidentés, avec mesure, de quelques traits sanguins. Enfin, les muscles eux-mêmes sont ravivés avec un petit pinceau trempé dans l'alcool et frotté sur un fragment de résine de sang-dragon. Cette coloration artificielle, très-transparente, peut être facilement rapprochée de la couleur originelle des muscles et leur tient lieu

de vernis. Elle n'est, en effet, qu'un vernis sous
la main de tous les préparateurs.

Angéiologie. — *Artères.* La complication des
préparations anatomiques devient de plus en plus
grande, à mesure qu'elles doivent représenter
des systèmes organiques plus importants. Tous
les efforts doivent être tentés pour conserver aux
artères les rapports de position et de fonctions
qu'elles peuvent avoir avec les autres parties. Leur
exposition dans l'isolement est à peu près sans
fruit. Quel intérêt peuvent avoir, par exemple,
des pièces d'artériologie, si les muscles nombreux
auxquels ces vaisseaux distribuent le sang sont
racornis ou absents? Quel repère exact le futur
chirurgien pourra-t-il y trouver pour leur ligature? Ce sont pourtant de semblables préparations qu'on voit dans les musées en abondance,
et fréquemment sous de nombreux exemplaires.
Les artères doivent être étudiées avec les muscles
correspondants, avec les veines et les nerfs qui
les accompagnent, et leur marche doit être éclai-
rée soit par l'écart des muscles, soit même par
des coupes judicieuses de ces organes.

Pour préparer des pièces d'artériologie, on commence donc par injecter le système musculaire avec la dissolution albumineuse arséniatée dont il a été question plus haut, en ayant soin toujours de laisser les veines libres. Lorsque les muscles ont acquis un volume convenable, on pousse immédiatement l'injection réplétive des artères.

Cette injection est un vernis à l'alcool pur, préparé en dissolvant dans ce liquide autant de poudre de résine ordinaire qu'il est possible. On décante cette dissolution après son repos et l'on y suspend du vermillon fin, en mêlant au mortier, et peu à peu, la poudre et le vernis. Il faut éviter avec soin l'emploi des vernis du commerce, parce qu'ils contiennent souvent des huiles qui empêchent la décomposition complète du vernis par l'humidité des tissus. Dans ce cas, l'injection artérielle restant plus ou moins fluide, les blessures des vaisseaux pendant la dissection vident plus ou moins les artères.

On injecte le système artériel de la pièce avec ce vernis coloré, vivement, afin de chasser les

restes de l'injection albumineuse dans les parenchymes. On renouvelle plusieurs fois cette injection à un ou deux jours d'intervalle, afin de
remplacer l'acool que l'eau des tissus aura absorbé en décomposant le vernis. A la fin de ces
injections, il ne reste dans les artères qu'une résine sèche et cassante, et les vaisseaux, remplis de
cette manière, ne craignent aucune variation de
température, aucune perte à la suite des accidents possibles de la dissection, et restent cons-
tamment fermes.

Il est d'un grand intérêt de conserver aux artères non-seulement les relations musculaires,
mais encore celles des troncs veineux et des principaux nerfs qui les accompagnent. On liera donc
les grosses veines à leur émergence de la pièce;
ensuite on les découvrira dans les régions inférieures à l'artère en préparation, et on les injec-
tera avec une petite seringue dont le bout en
acier aura été taillé en biseau tranchant, pour
pénétrer directement dans ces vaisseaux. La matière de l'injection est un mélange ordinaire et
chaud de cire et de suif, coloré par du bleu de

Prusse. Dans le cours de la dissection, on complète cette injection par celle des plus grosses branches musculaires, si leur position le permet; toutefois, ce détail n'est point à rechercher d'une manière absolue, car les rapports des troncs veineux avec les artères sont seuls dignes d'être bien indiqués.

On dissèque alors la pièce, muscles, veines, nerfs et artères, avec le plus grand soin, en mettant toujours en évidence le vaisseau artériel, soit en écartant les autres organes par des érignes à demeure, soit en faisant des coupes sur son passage, tout en conservant de son mieux les rapports naturels.

La pièce, disséquée de cette manière et tendue avec des érignes inaltérables sur un support, doit être desséchée d'abord, puis plongée dans un bain d'acide sulfureux, puis desséchée de nouveau, et ainsi de suite, jusqu'à ce que ses parties fibreuses, aponévrotiques et nerveuses soient définitivement blanchies. Alors on avive la couleur des muscles desséchés, on passe les tissus blancs au vernis opalin, comme je l'ai dit pour les pièces musculaires, et enfin on colore les artères avec du vernis au vermillon, afin de les rendre encore plus apparentes.

ANGÉIOLOGIE. — *Veines dérivatives.* Depuis mon mémoire sur la circulation du sang dérivative dans les membres et dans la tête chez l'homme (1), il faut diviser le système veineux de ces régions en deux parties très-distinctes par leurs fonctions, par leur situation et par leur indépendance originelle. Une de ces divisions comprend les veines dérivatives, chargées spécialement de ramener au cœur le trop-plein de sang que cet organe y pousse dans certaines circonstances. Ces veines sont exclusivement peaussières et naissent directement des artères dans des points bien déterminés. L'autre division est formée de toutes les veines de nutrition des tissus; elles sont profondes, et leur origine a lieu de toutes parts et par des réseaux capillaires, intermédiaires entre elles et les artères.

(1) *D'une circulation du sang dérivative dans les membres et dans la tête chez l'homme,* avec un atlas. A. Delahaye, libraire-éditeur, place de l'École-de-Médecine, Paris.

Il suit de cette disposition d'origine que les veines dérivatives peuvent être injectées facilement par les artères, tandis que les veines nutritives ne le peuvent point, l'injection se trouvant arrêtée dans les méandres capillaires avant d'atteindre leurs troncs, et fuyant déjà par les veines dérivatives.

On prépare les veines dérivatives de la manière suivante : pour la tête, leur système se compose de deux parties absolument semblables dans chaque moitié de la peau de la face. On pourrait donc, à la rigueur, préparer un côté seulement des téguments de la tête, pour avoir la représentation de son système veineux dérivateur. Mais il est préférable de l'injecter des deux côtés à la fois, à cause de ses anastomoses d'un côté à l'autre. Par l'injection unique, tout se tend et se remplit ensemble. Il faut donc pousser l'injection en même temps par les deux artères carotides primitives. Pour cela, on découvrira ces deux vaisseaux et l'on y fixera deux canules divergentes et portées par un embout de seringue unique et médian. On se servira en outre d'une seringue de

capacité suffisante pour remplir le système sanguin de toute la tête, car l'injection à faire doit
avoir lieu d'un seul trait et sans reprise.

Pour préparer les veines dérivatives, il faut
choisir un sujet maigre et âgé de soixante ans
environ. L'âge développant de plus en plus ce
système de circulation, elles sont plus faciles à
injecter sur des sujets déjà vieux. Il ne faut pas
cependant faire choix des vieillards d'une manière trop absolue, car alors les artères souvent
athéromateuses se vident imparfaitement dans
leurs dernières contractions, et des caillots de
sang se forment ensuite, soit dans leur intérieur,
soit dans les veines, et deviennent un obstacle
pour de bonnes injections.

La matière qu'il faut y employer est le vernis
à l'alcool pur, dont il a été question pour les artères. Ce vernis doit être pourtant moins concentré pour les veines et doit être coloré en noir,
afin de rendre ces vaisseaux et leurs dernières
divisions plus manifestes.

Pour cela, on le colore avec du noir de fumée,
dans un mortier, avec un pinceau, en opérant

sur de petites quantités à la fois, pour bien diviser le noir, et l'on ajoute ces parties à l'ensemble du vernis jusqu'à ce que le tout soit d'une coloration suffisante.

Avant de commencer la dissection de la tête injectée de cette manière, on la laisse reposer pendant trois ou quatre jours, afin que le vernis soit entièrement décomposé dans les vaisseaux par l'humidité naturelle des tissus. Alors on pratique une incision qui, partant du milieu de la nuque, passe sur le sommet de la tête, sur le milieu du front, du nez, des lèvres, du menton et du haut du cou, vers l'origine des artères carotides primitives injectées, et divise la peau jusqu'aux os dans tout son trajet. Une autre incision transversale, intéressant également la peau et le tissu cellulaire sous-jacent, réunit les extrémités de cette première incision. Alors les téguments de la moitié de la tête sont détachés peu à peu. A la hauteur de l'oreille, les cartilages de cette partie sont coupés, et l'oreille externe suit la peau. Après le décollement complet, on a sous la main les téguments de la moitié de la face et du cuir

chevelu, l'oreille comprise. La dissection du système veineux dérivateur, qui prend son origine
dans ce grand lambeau de la peau, doit se faire
par la surface interne. On cherche d'abord le
tronc de la veine faciale, toujours rempli d'injection plus ou moins loin vers son embouchure sur
la veine jugulaire externe, et on le suit avec
attention vers ses branches et ses rameaux ré-
pandus sur les lèvres, sur l'aile du nez particulièrement, sur le dos de cet organe et sur le front.
On met en évidence les anastomoses des veines
frontales avec la veine ophthalmique, anastomoses qui portent souvent l'injection jusque dans
les sinus caverneux de l'intérieur du crâne. La
distinction des ramuscules artériels d'avec les
ramuscules veineux, tous injectés de la même
couleur, est plus facile qu'on ne pourrait l'imaginer, au premier abord. Les ramuscules artériels sont plus ou moins rectilignes et toujours
décroissant d'une manière régulière, tandis que
les ramuscules veineux sont plus ou moins plexi-
formes et irréguliers dans leur calibre. Ensuite
on recherchera les troncs des veines auriculaires

et on les suivra, ainsi que leurs branches, en
s'élevant vers le pavillon de l'oreille. Enfin on
détachera les cartilages de ce pavillon de la
peau qui les recouvre, en attirant ces cartilages
vers la face interne et renversant cette portion de
peau en dedans, comme une bourse retournée
sur elle-même.

La communication directe des artères et des
veines dérivatives a lieu à la face la plus interne
du derme et dans le derme lui-même de la peau
des régions que je viens d'indiquer. Partout ailleurs, soit dans la peau, soit dans la profondeur
de la face, soit dans le crâne, soit dans le cerveau,
les autres veines sont vides, bien que l'injection
ait été portée par les carotides primitives dans tous
les organes et dans toute la peau de la tête.

Pour rendre le système veineux dérivateur
injecté plus apparent, on enlève avec soin, dans
le cours de la dissection, tout tronc, toute branche
et tout rameau artériel également injecté de noir.
On débarrasse la surface interne des téguments de
toute la graisse qui s'y trouve disséminée, et l'on
plonge la pièce, après chaque séance de dissec-

tion, dans une solution de chlorure de zinc marquant 25° de l'aréomètre de Baumé. Après la dernière immersion, la pièce est lavée à grande eau, pour enlever l'excès de chlorure, et enfin étalée et desséchée sur une grosse pelote de crin qui fait saillir sa surface interne et met en relief les veines injectées. Elle peut alors être conservée dans cet état pour l'étude, après avoir été vernie.

Le système dérivateur du bras est composé de deux veines principales, la céphalique et la basilique, qui prennent naissance uniquement dans la peau par des communications directes avec ses artères. Les points où ces passages artérioveineux sont les plus volumineux et les plus abondants, sont la matrice des ongles sous la lunule, la peau des éminences thénar et hypothénar et celle du coude. Pour préparer ce système veineux, il faut injecter l'artère brachiale vers sa partie supérieure avec le vernis dont il a été question pour la tête. Après trois à quatre jours de repos, on dépouille le membre de la peau. Pour cela, on fait une incision longitudinale sur sa face antérieure, depuis le haut du bras jusqu'à l'extrémité terminale du doigt médius. D'autres incisions sont également pratiquées sur toute la longueur de la face palmaire de chaque doigt, et viennent rejoindre l'incision première. Ces incisions intéressent la peau et le tissu cellulaire sous-jacent. Alors on détache la peau du bras, de l'avant-bras ensuite, et enfin celle de chaque doigt. A leur dernière phalange on désarticule cet os, qui reste adhérent à la peau, et l'on enlève le membre. Pour dépouiller la dernière phalange de la peau et de l'ongle, on dissèque très-lentement cet os, en renversant sa face dorsale et en respectant avec soin la matrice unguéale.

Alors on recherche les troncs des veines céphalique et basilique au bras et à l'avant-bras, et l'on met à nu leurs réseaux d'origine dans la peau du coude, et ensuite dans celle de la main et des doigts. Dans l'intervalle des dissections, la pièce est immergée dans la solution de chlorure de zinc indiquée plus haut. Lorsque la dissection est terminée et la graisse détachée avec soin, la pièce est lavée à grande eau, tendue sur une planchette de liége avec des épingles inoxydables et les doigts écartés. On termine ensuite par sa dessiccation et son vernissage.

Le membre inférieur possède également un système veineux dérivateur, et ce système offre avec celui du bras la plus grande analogie. Comme celui-ci, il commence dans la peau du genou, similaire de la peau du coude, dans la peau des deux côtés du talon, représentant les éminences thénar et hypothénar de la main, et enfin dans la peau des orteils et de la matrice de leurs ongles, comme nous venons de le voir aux doigts. Enfin il y est composé de deux veines, les deux saphènes, représentant ici les veines céphalique et basilique du membre supérieur.

On injecte ce système isolément de toute autre veine profonde ou superficielle, en injectant l'artère crurale au-dessus du bord du muscle couturier, et avec l'injection au vernis indiqué. Trois ou quatre jours après, on peut la préparer, sans crainte de décomposition pendant cet intervalle. L'alcool du vernis, absorbé par l'humidité naturelle des tissus, les préserve de toute putréfaction. On pratique alors une incision qui pénètre jusqu'au *fascia superficialis* et qui s'étend du haut de la cuisse à l'extrémité du troisième orteil sur la partie postérieure du membre et sous la plante du pied. D'autres incisions divisent la face plantaire des autres orteils jusqu'à l'incision précédente. Alors on détache la peau de la cuisse, de la jambe, du pied et des orteils. On désarticule leur dernière phalange et on l'enlève ensuite, comme je l'ai indiqué pour l'extrémité des doigts. On dissèque alors ces téguments en mettant à nu les veines saphènes et leurs branches du genou et des autres parties. On plonge la pièce, après chaque dissection, dans le bain de chlorure de zinc indiqué ; on la passe à l'eau pure à la fin et on la fait sécher, en la tendant sur une planche de liége avec des épingles inaltérables. Enfin on la vernit.

Veines de nutrition. Ces veines comprennent spécialement les veines profondes des membres, par opposition à leurs veines dérivatives superficielles et très-distinctes, malgré les communications nombreuses qui les relient. Cet ordre de veines n'est pas aussi facile à étudier et à préparer que le précédent. Les injections artérielles connues n'arrivent pas jusqu'à lui, et jusqu'à ce jour il n'est pas possible de montrer, sur des pièces anatomiques, les réseaux d'où sortent les troncs veineux. On ne peut donc les injecter que par sections de tronc, comme je l'ai indiqué à l'occasion des pièces d'artériologie. Je dirai même que ces dernières préparations, si elles sont bien faites, doivent être suffisantes pour l'étude. Des pièces spéciales nouvelles ne représenteraient jamais que les mêmes troncs veineux qu'on y voit déjà dans leurs relations utiles à connaître.

Quant aux veines viscérales, il est actuellement impossible de les distinguer, dans des préparations, en veines dérivatives et en veines de fonction et de nutrition, bien que cette division ait été reconnue dans le foie par M. Cl. Bernard et qu'elle se retrouve dans les reins, d'après mes recherches. Mais ces distinctions n'existent que sur des trajets très-courts dans la profondeur des parenchymes. A leur sortie des organes, les veines ne forment plus qu'un affluent commun, qui emporte le produit général de ces circulations, diverses à l'origine.

NÉVROLOGIE. — A l'encontre des anatomistes qui consacrent leur science et leur habileté à préparer des pièces de nerfs, modèle de patiente obstination, j'estime que cet ordre de travaux, dans la forme actuelle, ne peut offrir un grand intérêt anatomique. Les nerfs entrent, en effet, pour de faibles proportions dans la constitution matérielle de l'économie animale. Ils ne sont pas l'objet de ces opérations chirurgicales qui demandent les notions les plus rigoureuses de topographie anatomique. Leurs parties les plus délicates, telles que les ganglions pulpeux et les filets presque invisibles qu'ils émettent, ne sauraient jamais être conservées par des pièces sèches. Les nerfs qu'il serait possible de représenter encore, se trouvent isolés des organes mous qui les animaient. Enfin leur étude n'apprend encore rien sur la nature de l'influence diverse qu'ils transmettent. Les troncs que l'anatomie de conservation peut offrir seuls à l'étude actuelle, ne sont que des câbles de circulation, dont la position générale peut être suffisamment exposée sans préparations spéciales. Les pièces d'artériologie qui doivent les représenter avec leurs relations de muscles et de vaisseaux, peuvent remplir les conditions d'une grosse étude de nerfs, la seule que les pièces sèches de nos musées puissent réaliser avec quelque utilité.

SPLANCHNOLOGIE. — *Encéphale*. Les préparations actuelles soit du cerveau, en général, soit de ses différentes coupes, ne sont que des conservations provisoires obtenues dans le but de faciliter une étude prochaine. Elles sont le résultat de l'immersion plus ou moins prolongée de cet organe dans l'alcool particulièrement, dans des dissolutions d'acide chromique, ou de sublimé corrosif, etc. Les collections anatomiques n'offrent, à ma connaissance, qu'un exemple de conservation définitive et desséchée des centres nerveux encéphaliques, et cette pièce, très-imparfaite, est sortie de mon cabinet. Cet ordre de préparations n'est cependant pas impossible. J'ai gardé dans ma bibliothèque un cerveau avec le cervelet, la moelle allongée et les origines des nerfs cérébraux, pendant de longues années. Ces organes étaient durs comme du bois, et pouvaient être jetés à terre sans accident. Ils étaient d'une coloration brunâtre et très-diminués de volume, mais sans déformation, sans rides, et les détails de leur surface étaient toujours très-distincts.

Cette pièce avait été préparée uniquement par immersion prolongée dans du chlorure de zinc à 35° de l'aréomètre de Baumé. Après cette immersion, elle s'était desséchée lentement à l'air, en se réduisant de volume, mais sans racornissement et sans rides.

Ce procédé peut être amélioré de la manière suivante : L'encéphale, retiré avec soin de sa boîte crânienne, posé sur son sommet, dans un large plat, doit d'abord être injecté avec la dissolution plastique d'albumine arséniatée dont il a été question pour les muscles. On fixe de petites canules à robinet dans les artères de sa base, et l'on y pousse le liquide, tantôt par l'une, tantôt par l'autre, avec ménagement. Cette injection est loin de donner à l'organe le volume qu'elle communique au foie et au rein, viscères essentiellement

canaliculés, mais elle est encore très-efficace pour
le maintien de l'encéphale après la dessiccation. On
enlève alors avec précaution les membranes cérébrales, on plonge ensuite l'encéphale dans le bain
de chlorure de zinc indiqué plus haut pendant une
quinzaine de jours, et enfin on l'abandonne à l'air
libre, où il se dessèche sans racornissement.

Un cerveau sec, traité de cette manière, fut
placé pendant trois mois au-dessus d'un bain
d'acide sulfureux et soumis, par conséquent, aux
vapeurs sulfureuses qu'il dégageait. Ce cerveau,
desséché, n'avait plus la couleur brunâtre du
précédent, sans avoir repris néanmoins toute sa
coloration naturelle ; mais il conservait beaucoup
mieux son volume et celui de ses circonvolutions.
Il était encore sensiblement réduit de volume,
mais toujours sans être racorni.

Je ne doute pas qu'il soit possible d'obtenir,
après injection, des cerveaux ou des coupes de
cerveau solides, incorruptibles, avec leurs formes
et presque avec leur coloration naturelles, par le
bain d'acide sulfureux et par la dessiccation ré-
pétés aussi souvent que cela sera nécessaire. Ces

traitements sont longs et minutieux, sans doute, mais des questions de temps et de patience ne sauraient être prises en considération dans la formation des collections anatomiques.

Poumons. — Je n'ai jamais préparé des poumons, mais j'estime que la conservation de ces organes doit être facile, malgré les très-rares exemplaires qu'on voit dans nos musées et malgré la défectuosité des injections plastiques dont on a plus ou moins rempli leurs cellules pour maintenir leur volume. Ces procédés devront être remplacés par l'insufflation permanente des poumons, jusqu'à leur dessiccation complète, après laquelle l'affaissement de ces organes n'est plus à redouter.

Le gaz le plus convenable pour cette insufflation serait un mélange d'acide sulfureux et d'acide carbonique, obtenu en chauffant dans une bouteille à mercure du charbon humecté d'acide sulfurique. Les gaz qui se dégagent seraient recueillis dans deux ou trois grosses vessies en tissu caoutchoucté, au moyen de tubes de caoutchouc, comme pour les appareils de chimie, réunissant le tube d'émission de la bouteille et celui de réception à robinet des vessies. Lorsqu'on aurait préparé de cette manière une provision de gaz, on fixerait sur la trachée-artère ou sur la grosse bronche du poumon une canule également à robinet. On la joindrait au tube d'une des vessies par un tuyau de caoutchouc, on ouvrirait les robinets et l'on pousserait le gaz de la vessie dans le poumon en plaçant sur elle une planchette chargée d'un petit poids. Lorsque la vessie serait vide, on fermerait le robinet de la bronche et l'on mettrait en place une nouvelle vessie.

Cette préparation doit être faite dans une saison sèche et chaude, afin que le poumon arrive promptement à sa dessiccation complète. En attendant, l'acide sulfureux du mélange de gaz préviendra la décomposition de cet organe et diminuera la couleur brunâtre que la dessiccation communique à tous les tissus animaux.

Foie. — J'ai décrit ailleurs les procédés d'injection sanguine qui m'avaient permis d'obtenir l'appareil biliaire, avec sa forme, son volume et sans racornissement de ses surfaces. Depuis ces

premières recherches, j'ai remplacé le sang défibriné par la dissolution d'albumine arséniatée
dont il a été fréquemment question dans ce travail.
Ce nouveau traitement diffère peu de l'ancien,
car la dissolution albumineuse n'est, en réalité,
que du sang, moins les globules hématiques. Cette
substitution a pour but de donner des organes
d'une coloration moins brune, plus transparents,
plus près, en un mot, de la couleur naturelle du
foie.

Pour injecter convenablement cette glande
volumineuse, il faut lier, avant tout, les veines
sus-hépatiques avec solidité et derrière des épingles qui rapprochent leurs parois. On fixe ensuite
sur la veine porte une grosse canule à robinet,
et enfin une petite canule simple sur l'extrémité
libre du canal cholédoque.

On commence alors par injecter les voies biliaires avec le vernis à l'alcool pur dont il a été
question précédemment pour les artères, et, avant
de terminer, on maintient ce liquide dans ces
canaux, par une ligature au-dessus de la canule
qu'on détache ensuite. On procède alors à l'in-

jection de la veine porte. Après chaque seringue, on tourne le robinet de la canule pour charger l'instrument, et l'opération continue jusqu'à ce que le foie ait acquis tout le volume qu'on peut espérer sans rupture. Alors on plonge l'organe dans un bain de chlorure de zinc à 40° de Baumé et on l'y abandonne pendant une quinzaine de jours. Dans cet intervalle, on pousse de nouvelles injections dans le foie, aussi longtemps que cela est possible et sans le retirer de son bain.

Lorsque cet organe a pris une grande consistance, on le retire du bain et on le laisse dessécher à l'air libre. Alors on le lave à grande eau, on le fait sécher de nouveau, on le vernit et on colore en vert la vésicule du fiel et les voies biliaires.

Rate. — Ce viscère doit être préparé de la même manière que le foie. Avant son injection plastique, on lie les vaisseaux courts qui l'attachent au grand cul-de-sac de l'estomac, et, par des canules fixées sur l'artère et sur la veine splénique, on pousse la dissolution albumineuse, jusqu'à ce que l'organe ait pris un grand développement. Alors on le plonge dans le bain de chlorure de zinc et l'on continue des injections éloignées les unes des autres, aussi longtemps qu'il est possible. Lorsque la rate est devenue solide, on la laisse sécher à l'air, on la lave ensuite et enfin on la passe au vernis après sa dessiccation, en colorant ses artères et ses veines suivant l'usage.

Reins. — Quoique les reins des mammifères soient exclusivement un assemblage de canaux divers, il est impossible d'obtenir dans leur parenchyme une expansion suffisante pour maintenir à peu près leur volume après leur dessiccation. Lorsque ces organes ont atteint le développement que leur capsule fibreuse peut supporter, les injections transpirent à leur surface ou déchirent leur enveloppe et tout orgasme nouveau se trouve arrêté.

L'injection albumineuse, qui se réduit considérablement à la dessiccation, doit être remplacée, dans ce cas, par l'injection de vernis à l'alcool pur, vernis dont la résine, solidifiée dans le bain de chlorure de zinc, maintient leur volume d'une manière moins régulière mais plus sûre. On place des canules à robinet sur l'artère, sur la veine rénale et sur l'extrémité de l'uretère sans les disséquer, et l'on porte le vernis dans l'organe par toutes ces voies. Lorsqu'il est bien tendu par ces diverses injections, on le plonge dans le bain et on le traite comme les viscères précédents. Lorsque sa consistance est devenue très-ferme, on le retire du bain, on dissèque les vaisseaux, l'uretère et le bassinet, en les dégageant du tissu adipeux qui les environne, on le lave ensuite, on le vernit enfin en donnant à l'uretère et au bassinet une couleur jaune ainsi qu'une coloration rouge et bleue aux artères et aux veines.

ORGANES CREUX. — *Estomac, intestins, vessie.* Les procédés de conservation de ces organes sont encore très-primitifs. L'insufflation et la dessiccation à l'air libre font toujours les frais de ces méthodes qui ne coûtèrent jamais sans doute de grands efforts d'imagination. On devine, sans les avoir vus, quels résultats elles pouvaient fournir. On n'obtient ainsi que des organes transparents et jaunâtres dont nul anatomiste ne saurait se glorifier, qu'on délaisse volontiers, et dont l'étude se trouve dès lors insuffisante dans les collections.

Cependant les préparations des organes creux peuvent être très-remarquables et offrir, non-seulement une forme, mais encore un aspect très-naturel. Pour cela, il faut les blanchir entièrement. A la suite de leur déalbation, elles perdent la transparence de leurs tissus desséchés et peuvent acquérir l'apparence de leur fraîcheur humide.

Pour les pièces qui offrent deux ouvertures, comme l'estomac, on fait une ligature au delà de l'une de ces extrémités et l'on fixe une canule à robinet sur l'autre. Par cette canule ouverte, on insuffle l'organe, on ferme ensuite le robinet et l'organe est desséché à l'air libre. Alors on rouvre le robinet, on expulse l'air contenu dans la cavité de la pièce et on l'immerge dans un bain d'acide sulfureux. Lorsqu'elle a repris sa souplesse, on l'insuffle de nouveau comme la première fois, on la fait sécher encore, pour la replonger ensuite dans le bain et ainsi de suite, jusqu'à ce qu'elle soit blanche et sans transparence à la dernière dessiccation.

Alors on la met dans le bain de chlorure de zinc. Quand elle a repris son humidité, on la retire, on injecte dans sa cavité de la pâte d'amidon et on enlève la ligature et la canule de ses extrémités. Alors on place l'organe sur une planchette, on le comprime pour faire sortir l'excès de pâte par ses deux ouvertures, on lui donne l'apparence d'une demi-plénitude et on le laisse dessécher.

Après la dessiccation, on le lave rapidement à grande eau, et quand il est enfin définitivement sec, on le passe au vernis opalin dont il a été question pour les parties blanches des articulations et des muscles.

Ces recherches durèrent pendant plusieurs années et, sous le décanat du baron Dubois, je préparai une série de pièces suivant ces procédés, et je les exposai dans les vitrines du musée Orfila. Elles furent très-remarquées, et ce doyen conçut alors le projet de créer auprès de la Faculté un laboratoire d'anatomie, sur mes indications, avec tous les instruments et le personnel nécessaires. Mais des questions de hiérarchie firent obstacle à ce dessein. Je laissai le champ libre et je suspendis cet ordre de travaux.

FIN

ERRATA

Page 110, ligne 10, *lisez* alumineuses *au lieu* d'albumineuses
— 200, — 5, *lisez* albumine, *au lieu* d'alumine
— 257, — 11, *lisez* alumine, *au lieu* d'alamine
— 276, — 14, après ébullition *supprimez* le mot plongée

TABLE DES MATIÈRES

PARIS. — IMPRIMERIE DE E. MARTINET, RUE MIGNON, 2

DE
L'EMBAUMEMENT

CHEZ LES ANCIENS ET CHEZ LES MODERNES

ET DES

CONSERVATIONS POUR L'ÉTUDE DE L'ANATOMIE

PAR

J. P. SUCQUET

Docteur en médecine,
Ancien préparateur d'anatomie au Musée de l'École de médecine de Paris,
Lauréat de l'Académie des sciences,
chevalier de la Légion d'honneur.

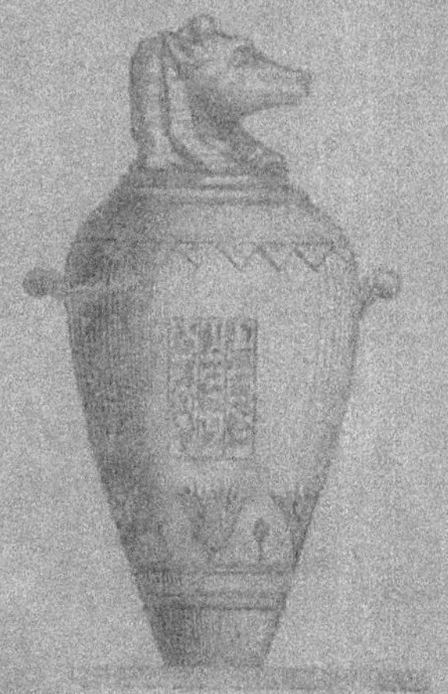

PARIS

ADRIEN DELAHAYE, LIBRAIRE-ÉDITEUR

PLACE DE L'ÉCOLE-DE-MÉDECINE

1872